SHUOYAO JIEMING

说药解名

杨锡仓 主编

U0293173

甘肃科学技术出版社

甘肃·兰州

图书在版编目（CIP）数据

说药解名 / 杨锡仓主编. -- 兰州 : 甘肃科学技术
出版社，2024. 12. -- ISBN 978-7-5424-3222-3

Ⅰ. R282.7

中国国家版本馆CIP数据核字第2024W7Z174号

说药解名

杨锡仓　主编

责任编辑　杨丽丽
封面设计　陈妮娜

出　版　甘肃科学技术出版社
社　址　兰州市城关区曹家巷1号　730030
电　话　0931-2131576(编辑部)　0931-8773237(发行部)

发　行　甘肃科学技术出版社　　　印　刷　兰州新华印刷厂
开　本　787毫米×1092毫米　1/16　印　张　14.25　插　页　1　字　数　230千
版　次　2024年12月第1版
印　次　2024年12月第1次印刷
印　数　1~1000
书　号　ISBN 978-7-5424-3222-3　定　价　89.00元

主编简介

杨锡仓,甘肃省灵台县朝那镇人,生于 1950 年 10 月。1966 年,初中毕业后正值"文化大革命"时期,因无学可上,于是就去朝那中心卫生院下属的后沟医疗站跟师王理俊老中医学医,期间为中医学徒兼后沟大队合作医疗站的中药调剂员,亲历了自采、自种、自制、自用中草药的劳动过程。1969 年 5 月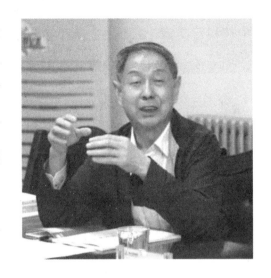
至 1970 年 4 月,在灵台县"五七红专学校人医班"学习结业。1970 年 5 月至 1979 年 11 月,在朝那中心卫生院担任"赤脚医生"兼中药调剂员,从事中药鉴别、炮制以及中药处方的调剂工作。1979 年 7 月,参加了全国选招中医药人员统一考试,考试合格后被国家录用,分配到甘肃中医学院附属医院工作,至 2015 年 10 月退休。在此期间先后担任中药师、主管中药师、副主任中药师、主任中药师技术职务;先后从事中药保管、中药调剂、中药炮制和中药制剂等专业技术工作。1982 年 9 月至 1983 年 2 月,在甘肃中医学院"首届中医进修班"学习毕业。1990 年 12 月被遴选为全国首届老中医药专家学术经验继承人,跟师全国名老中医药专家马炎铭先生学习 4 年,期间继承并掌握了炼制三仙丹、黑膏药制作六步法等 16 项当前在全国濒临失传的中药炮制绝活。1994 年 11 月获人事部、卫生部、国家中医药管理局联合颁发的《全国首届老中医药专家学术经验继承人出师证》。2015 年 10 月退休后由原单位返聘,工作至今。

杨锡仓从事中医药工作56年，活到老学到老，并不断地将其工作经验及学习体会与同道分享。主持和参与完成了省级科研课题13项，其中有4项成果获省厅级奖励；获得了4项国家专利；主编和参与编写了《中药师实用传统技术》《走近神奇的中药王国》等学术著作12部；发表学术论文56篇；发表中药科普文章13篇；主持和参与拍摄了《本草中华》《甘肃五大宗地道药材传统加工炮制技术科教片》等5部本草类影视作品。

杨锡仓现为国家执业中药师、甘肃中医药大学附属医院主任中药师、中药炮制制剂科首席专家、药学部顾问。曾连续四届担任甘肃省老中医药专家学术经验继承工作指导老师，曾担任了第六批全国老中医药专家学术经验继承工作指导老师。曾先后获得了甘肃中医学院"先进教师""甘肃中医学院附属医院优秀老专家""甘肃省第二届陇原工匠""甘肃省五一劳动奖章获得者"等荣誉。现任全国中医药院校中药标本馆专业委员会理事、中华中医药学会中药炮制分会委员、甘肃省中药质量控制中心副主任委员、甘肃省中药鉴定专业委员会副主任委员、甘肃省中西结合学会中药专业委员会名誉主席、甘肃省中医药学会中药炮制专业委员会名誉主委；甘肃省教育委员会思政课兼职教师、杨锡仓全国名老中医药专家传承工作室指导老师。

前　言

　　中药，取之于自然，起之于远古，知之于法象，验之于人物，记载于医籍，沿用到现今。人有人名，地有地名，药有药名。人名、地名大都稳定不变，中药亦然，其名称大部分都是古人留下来的。

　　中华医药历史悠久，源远流长，每味中药名称都有其来历，药名之中蕴藏有祖先的智慧与医学信息，或言其形，或言其色，或言其性，或言其质，或言其效，或言其情，或言其意，或言其药用部位；有些还涉及文字学、训诂学、音韵学等学问；有些则表达的是典故、避讳、民俗方面的知识；凡此等等，不能一概而论。若要清楚每味中药名称的含义，就要查阅大量的中医药古籍，然而中医药书籍汗牛充栋、浩如烟海，上接远古，下迄明清；由于年淹代革，时异势殊，古今文章中的字、词、语法已大不相同，这就让许多人望而却步；特别是简化后的汉字已失去了表意功能，从《新华字典》《现代汉语词典》等现代文字工具书中已找不到中药名的古义了，这就需要有专人对中药的名称进行考证研究，诠释其本义，为学习中医药的人提供其方便，让他们不但能知其然，还能够知其所以然；不但记住药性，还能明白其由来。清·陈澧在《东塾读书记》中曰："时有古今，犹地有东西、有南北。相隔远，则言语不通矣。地远，则有翻译；时远，则有训诂。有翻译，则能使别国如乡邻；有训诂，则能使古今如旦暮。"学习中药知识时，从了解药名的本义入手，即可实现与古人的对话，获取最原始的信息。

　　我们在认识一个人时首先是先了解其姓名，我们去一个地方旅游时首先是要记住地名，我们在学习中药知识时也是如此。

　　去年我回农村老家，幸遇儿时的一个玩伴，见面他激动地对我说："我们村识字的人回来了，快到家里去坐。"我说："不敢当！不敢当！我是'只识半个字'的人。明天就去你家，回来就是来看你们的。"我说此话并不是我还要在发小的面前故作谦虚，其实这是我在发小面前说了大实话。在我接触了《说文解字》和《康熙辞典》这些书籍之后，我才明白了自己原来就是个"只识半个汉字"的人。从前的文人总是说"读书要先识字"，这个"识字"可不是只知道一个字读什么音，而是要知道这个字的本义是什么？现代汉语中常用字的词义，很多都是其引申义,而不是其本义;这就影响到我们不能很好地去理解古书里面中药名称的含义。凡是看过《说文解字》的人都知道:汉字中所有带"王"字旁的字大都和美玉相关;汉字中所有带"灬"的字大都和"火"相关。"日"字原来画的就是一个太阳,"月"字原来画的就是一个月牙。我们现在看到的每一个汉字都有它的来龙去脉,都是可以讲清其来源或是分析出它本来的意义和构成的道理;但今天的有些简化字已失去了表意的功能,只剩下读音的功能了。中国人历来对"起名"这件事情十分重视,这从孩子生下来之后长辈们给起名的认真劲就可以看出来。大多数父母都因为要给孩子起个好名而翻遍字典,可是他们也许不知道,我们现在所使用的《新华字典》《现代汉语词典》等所释义的字和词很多都不是它的本义,而且,这些新字典也没有告诉人们文字里面的奥秘和众多汉字之间关联的规律;但是我们却可以通过《说文解字》等古字典来解析人名或地名的本义;比如:当看到一个人的名字中有"王"字旁,我就知道这是表达其有美玉的品质;譬如三国时期吴国的都督名叫周瑜,字公瑾;"瑜"和"瑾"二字都带有美玉的意思。我的体会是:文字学与训诂学是解读中药名称的一把好钥匙,而中药的名称又是打开中药宝库的一把密码钥匙。当您弄明白一味中药名称的含义之后,即会有茅塞顿开之感,发出"原来如此"的惊叹,这会激发您进行更深入探求中药知识的兴趣。

现在,世界上越来越多的人想了解或学习中药,然而中药的品种繁多,其内涵更是博大精深,往往让人难以下手。根据第四次全国中草药资源普查的初步汇总情况来看,在31个省(直辖市、自治区)、922个县开展的中药资源普查工作,现已收集到腊叶标本502 307份、药材标本47 840份;该工程量之大,黄璐琦院士打了个比方说:"如果将全部的腊叶标本打包装箱,可以装满11节火车皮;假如将药材标本装在小标本瓶里一次运输完毕,至少也需要8辆小货车来拉运。"现在我们可以认定的中药有上万种之多,2015年版《中华人民共和国药典·一部》收载的常用中药为5924种。要记住这些中药的知识可不是一件容易的事情,所以很多人只能仰其名,而不能得其门。那么,有没有什么办法让我们在学习中药时变得稍微容易一些、变得更有趣呢?有呀,这本小册子只要您能够认真阅读并弄懂它,您就会发现中医药的产生和演变与中华文明发展的历程密切相关,其内容是那么的丰富,中药名称的由来简单而纯朴、生动且有趣!

我写这本小册子的目的就是为了给读者当个小向导,让读者能够顺利地迈入中医药殿堂的大门,然后他自己就可以去驰游神奇的中药王国了。

药名如钥，由钥识药。打开这本书您就会发现每味中药的背后都有其典故，许多的中药名称就像一幅生动的图画，中药名称里面蕴含着我们先人许多的经验、情感与智慧。笔者现已是古稀之年，从事中医药工作和学习中医药知识的时间累积有五十余载。现在，我从一个老药工的视角出发，将平生对中药的认知及其个人体会予以总结，诠释了440味中药名称的由来，并将其一己之管见分享给同道朋友，期望能起到其抛砖引玉的作用，让大家一起来为中医药的大厦增砖添瓦。

国家中医药管理局2022年发文公布"全国名老中医药专家传承工作室"建设项目名单，其中"杨锡仓全国名老中医药专家传承工作室"的依托单位为甘肃中医药大学附属医院；传承和发展中医药文化是该项目建设的重要任务之一，在本书付梓之际，作者感谢各级组织对本书出版工作的支持。商婷主管药师、高青青同学参与了本书的校对工作，深表感谢！

笔者自知天生愚钝、水平和能力有限，故此书中的错误和疏漏在所难免，不妥之处还请同道及学者批评指正。

内容提要

这是一本介绍中药名称含义与药性的图书。

本书共收载常用中药 453 种（其中药物基源数 379 个，同一基源所附带的中药品种共 74 个），全书共 23 万余字。

作者按照中药【来源】【别名】【功用】【释名】的编写体例，对现今常用中药的药名含义和由来一一作了介绍，尤其注重其古今本草的考证，使读者能知其来龙去脉、是非真伪。中药的药名犹如一把能打开中医药宝库的钥匙，当读者理解了药名的含义之后就容易记住其药性与用途。文中穿插有许多富有情趣的民间传说、典故、谚语、诗赋和歌括，文以载药，药以敷文，生动活泼，引人入胜，便于记忆。

凡　例

一、本书里的中药名多数引用了《中华人民共和国药典》（2020 年版）收载的中药材通用名称，但有少数中药如代赭石、露蜂房之类仍保留了《本草纲目》中的原名，这是为了方便广大读者理解中药药名的古义。

二、为方便读者查阅药名，目录按照中药材通用名称首字的笔画进行排序，并在其正文的页边标注有汉字的笔画数。

三、本书中出现的古地名一般均标注有今地名；文中出现的生僻古汉字均标注了同音字或汉语拼音。

四、本书共收载常用中药 453 味（其中药物基源数 379 个，同一基源所附带的中药品种共 74 个），笔者对每味中药的药名都进行了考证和诠释。对来源于同一基源，但其药用部位不同的中药品种，为避免释名内容上的相互重复，则采用了在最常用品种之后另附其他同基源中药的方法来进行其讲述。

五、本书在每味中药名称之下分设【来源】【别名】【功用】【释名】项，依次进行其讲述。

【来源】项的内容包括：原植（动）物的科名、植（动）物名、药用部位；矿物药描述其类、族、矿石名或岩石名；药材的采收季节及产地加工方法等。

在【别名】项下，笔者对中药的别名进行了统一整理，其内容引自《中华本草》《中药大辞典》以及《甘肃省中药炮制规范》等图书。

【功用】项的内容引用了《中华人民共和国药典》（2020 年版一部）和《中药大辞典》中的相关描述。

【释名】项下的内容为作者书写。凡是以前的本草书籍中已有其释名内容的就按其引用文献来解释，并注明了所引用的文献名、作者名以及所引用文献的原文。凡是不标注引用文献的释名，内容为笔者的一己之见。由于许多中药名称的由来在当前尚无文献可供参考，其意难明，于是笔者通过对文字学、民俗学、中药材商品学的研究和考证，按照自己的观点，对当前尚不明其义的中药名称进行了诠释，为现今中医常用的 400 余种中药补全其释名内容，让学习者不但能知其然，还能够知其所以然，明白每味中药的来龙去脉。

许多的中药药名都与其药性相关，理解了药名的含义之后就容易记住药性。知药性，合理用，济众生，乃笔者心愿。中医药的师承教育历来讲究"童子功"，须熟背《药性赋》《药性歌括四百味》等启蒙书，因为这些歌和赋便于诵读和记忆，一旦铭记在心，就受用终生。

《药性赋》成书于金元时期，传世版本有多种，书名大同小异，笔者熟读的是李东垣《珍珠囊指掌补遗药性赋》。该书将248味中药用韵语编写成赋体，读之朗朗上口，尤其是对药性的概括精辟、言简意赅，有画龙点睛之妙，深受历朝历代学习中医药人士的喜爱，故笔者将其内容进行了分解，然后分别附于各药的释名项之后，并标明了赋词的出处。

明代医学家龚廷贤著的《药性歌括四百味》，以四言韵形式来介绍中药的性味和功能主治，其文简明扼要，语言押韵，读之朗朗上口，便于记忆，流传数百年不衰。为方便读者背诵和记忆药性，笔者将其内容分别附在了各药的释名项之后。由于中医用药习惯在变化以及中药新品种的不断发现，故当今中医习用的西洋参、穿心莲、败酱草等品种在原《药性歌括四百味》中并无其名，于是笔者就编写了一些新歌括来补其缺。另外，中医对其药性的认识也是随着时代而变化，现今中医对药性的认识与明代医家不尽相同，例如龚廷贤在原文中说"山楂味甘""太子参凉"，而当前的国家药典则说"山楂味酸""太子参性平"。为了提高中医临床用药的安全性和有效性，本书依据国家药典中【性味与归经】和【功能与主治】的内容，对《药性歌括四百味》原文与国家药典表述明显不符合的地方作出了修正。由于本书所收载的药性歌括中有龚廷贤的歌括原文、有修改过的歌括，还有笔者所编写的新歌括，所以本书就统一用"歌曰"二字来作为四言韵药性歌括的开头语，不再一一标注其出处，以免其文字累赘。读者如果将本书中的药性歌括合并成章，可取名为"新编药性歌括四百味"，可作为手头的诵读资料使用。

作者在释名项中还穿插了一些富有情趣的民间传说、典故、顺口溜、诗词、歌栝和谚语。文以载药，药以敷文，读起来生动有趣，有助于读者的理解和记忆。

六、本书中的计量单位采用了当前通用的国际单位，如：cm（厘米）、mm（毫米）；g（克）、mg（毫克）等。

七、本书对从前的中药计量器具名称以及中药的用量单位亦进行了考证和释名，其内容附于正文之后，见附录1。

八、编写本书所参阅的本草著作及文献资料见附录2——《参阅和引据诸家本草及其他书目一览表》。

目　　录

1

五　画

生白石龙玄半丝玉
仙艾代甘冬北

六 画

百 当 灯 地 防 伏 合 红 决 老 刘 芒

全 肉 西 血 延 阳 自 竹 朱

七 画

皂芫辛吴 苏伸沙羌 芡牡没麦
芦连芥何 鸡花含龟 谷附佛杜
赤远陈沉 苍补阿诃

十　画

桂 益 徐 夏 珍 通 桃 桑 秦 铅 莲 莱
桔 核 海 高 浮 莪 党 柴 射

十 一 画
猪 淫 密 旋 续 蛇 麻 鹿
羚 菊 黄 淡 常 萆 菟

十　五　画
樟蕲墨僵稻

十　六　画
薏薄橘薤

十七至十八画
藁檀瞿藕覆藜

十九至二十一画
藿蟾鳖麝露

人参

【来源】 本品为五加科植物人参的干燥根。

【别名】 人街、鬼盖、黄参、玉精、土精、地精、孩儿参、棒锤。

【功用】 大补元气，复脉固脱，补脾益肺，生津养血，安神益智。

【释名】 本品以其药材的性状及功用而得名"人参"。

"参"与"生"因其同音而互为通假字；"生"的反义词是"死"。甲骨文中的"生"字像"草木生出土上"之形；其引申义为"出生、长进、活命、生存"。本品的原药材像人形，有"起死回生"之药效，古代医家常用于对假死病人的急救，故有"人参"之名。言"人参"者，是简要表达其"这种像人形的药能够让人生存"的意思。

本品产于朝鲜者称"高丽参"或"力生"，国产的人工栽种品称为"园参"，野生者称为"野山参"，山参经晒干后称"生晒山参"。家种品直接晒干的称"生晒参""白人参"或"白参"；如经蒸或煮后再晒干颜色就会变红，习称"红参"或"红人参"。园参经白糖浸制后的干燥品称"白糖参"。人参的不同商品规格其药效差异较大，应根据其临床需要选择使用。

李时珍在《本草纲目》中为本品释名曰："《广五行记》曰：隋文帝时，上党有人宅后每夜闻人呼声，求之不得。去宅一里许，见人参枝叶异常，掘之入地五尺，得人参，一如人体，四肢毕备，呼声遂绝。"

金元时期的著名医学家李东垣在《珍珠囊指掌补遗药性赋》中曰："人参润肺宁心，开脾助胃。"

歌曰：人参味甘，大补元气；止渴生津，调营养卫。

丁香（附：母丁香）

【来源】 本品为桃金娘科常绿乔木丁香的干燥花蕾。

【别名】 丁子香、支解香、瘦香娇、雄丁香、公丁香、如宇香、索瞿香、百里馨。

【功用】 温中降逆，温肾助阳。

【释名】 本品的干燥花蕾形似小钉（"丁"与"钉"互为通假字），气味芳香，故名"丁子香"，简称"丁香"，俗称"公丁香"。

附：母丁香

丁香树的果实形似鸡舌，顶端成凹窝状，气味芳香，故名"鸡舌香"，俗称为"母丁香"。

丁香有强烈的芳香气味，口尝味辛香；母丁香气微香，口尝味辛辣；故中医药用以前者为多。丁香与母丁香皆为中国传统的药食两用品，民间也作为调料使用。

李东垣在《珍珠囊指掌补遗药性赋》中曰："丁香快脾胃而止呕逆"。

歌曰：丁香辛热，能除寒呕；心腹疼痛，温胃可晓。

儿茶

【来源】 本品为豆科植物儿茶的去皮枝、干加水煎汁浓缩而成的干浸膏。

【别名】 儿茶膏、孩儿茶、黑儿茶、乌爹泥。

【功用】 清热，化痰，止血，收湿，生肌，敛疮。

【释名】 本品以其药材的来源与水溶液的颜色而得"儿茶"之名。

本品来源与茶叶的来源类同，都是取之于树木；其味道涩、苦，回味微甜，易溶于水、水色如茶。"儿"者小也，未长成也。因本品的味道不及传统的茶味香，故雅称其为"儿茶"或"孩儿茶"。

歌曰：孩儿茶凉，收湿清热，生肌敛疮，定痛止血。

八角茴香

【来源】 本品为木兰科常绿乔木八角茴香的干燥果实。

【别名】 舶上茴香、舶茴香、八角珠、八角香、八角大茴、八角、原油茴、大茴香、大香。

【功用】 温阳散寒，理气止痛。

【释名】 本品的聚合果呈八角形，性味及功能与小茴香相近，但体形较小茴香要大许多，香味更浓，故称其为"大香""八角茴香"或"八角"。

李时珍在《本草纲目》中为本品释名曰："自番舶来者，实大如柏实，裂成八瓣，一瓣一核，大如豆，黄褐色，有仁，味更甜，俗呼'舶茴香'，又曰'八角茴香'……"

本品目前已完全实现了国产化。本品除少量供药用外，其大宗商品是作为调料来使用。

歌曰：大香味辛，疝气脚气；肿痛膀胱，止呕开胃。

大黄

【来源】 本品为蓼科植物掌叶大黄、唐古特大黄或药用大黄的干燥根茎。

【别名】 将军、黄良、火参、肤如、蜀大黄、锦纹大黄、牛舌大黄、锦纹、生军、川军。

【功用】 泻下攻积，清热泻火，凉血解毒，逐瘀通经，推陈致新，利湿退黄。

【释名】 本品的药材特征为"块大而色黄"，故有"大黄"之名。本品因其能荡涤肠胃，推陈致新，如戡定祸乱，以致太平，故有"将军"之号。本品因其药材断面的花纹如锦，故又有"锦纹"之雅称。

葛洪在《名医别录》中为本品释名曰："大黄，其色也；将军之号，当取其峻快也。"

本品有清热通肠、凉血解毒、逐瘀通经之功效，常能救病人出危难之境，它是一味疗效极好的中药；然，本品的药性较猛，常人多有顾忌而不愿用之，故在民间有药谚曰："人参杀人而无过，大黄救人而无功"。

李东垣在《珍珠囊指掌补遗药性赋》中曰："通秘结，导瘀血，必资大黄。"

歌曰：大黄苦寒，实热积聚；蠲痰逐水，疏通便闭。

大戟

【来源】 本品为大戟科植物大戟的干燥根。

【别名】 邛巨、红芽大戟、紫大戟、下马仙、京大戟。

【功用】 泻水逐饮，消肿散结。

【释名】 本品有大毒！刺激性强烈，入口有强烈的刺喉感，如戟之刺喉，故而得名"大戟"。

李时珍在《本草纲目》中为本品释名曰："其根辛苦，戟人咽喉，故名。"

本品内服须用醋大戟，生品仅供作外用。

歌曰：大戟甘寒，消水利便，腹胀症坚，其功暝眩。

大青叶

【来源】 本品为十字花科植物菘蓝、爵床科植物马蓝及蓼科植物蓼蓝的干燥叶。

【别名】 大青、蓼蓝叶、菘蓝叶、马蓝叶。

【功用】 清热解毒，凉血消斑，利咽消肿。

【释名】 本品因原植物的叶子能四季常青，叶片较大，故得大青叶之名。

歌曰：大青气寒，伤寒热毒，黄汗黄疸，时疫宜服。

大蓟

【来源】 本品的药材来源为菊科植物蓟的地上干燥部分。

【别名】 将军草、牛口刺、马刺草、大刺儿菜、大刺盖、老虎脷、牛喳口、鸡母刺、大恶鸡婆。

【功用】 凉血止血，祛瘀消肿。

【释名】 本品因原植物的生物学特征而得“大蓟”之名。

“蓟”为形声字，从“艹”，“魝(jì)”声，声又兼表意。段玉裁在《说文解字注》中曰：“魝，楚人谓治鱼也。楚语也。从刀从鱼。”“魝”的本义是用刀来加工处理鱼、刮去鱼鳞并解剖。鱼在刮去鳞后其痕迹仍然清晰可见。在“魝”上加“艹”则表示这种草就像鱼刮去鳞的样子。“蓟”这种植物的花蕾与果实从外观来看非常像鱼刮去鳞的样子，所以古人就造“蓟”字以表其形。另外，“魝”与“戟”同音，戟为刺伤人的兵器。蓟这种植物的全株都密生有尖刺，极易伤人。河北省有个蓟县，就是因为自古野生有许多大蓟而得此地名。汉代有个将军带兵驱赶进入中原地区进行抢劫的匈奴人，路过此地，见其草齐人高，许多士兵竟被草所刺伤，惊呼：“真虎狼之地也，草也戟人。”

“蓟”按其植株的大小分为“大蓟”与“小蓟”，其生物学特征大体上类同。

李东垣在《珍珠囊指掌补遗药性赋》中曰：“大小蓟除诸血之鲜。”

歌曰：大蓟味苦，消肿破血；吐衄咯唾，崩漏可啜。

大枣

【来源】 本品为鼠李科植物枣的干燥成熟果实。

【别名】 红枣、干枣、枣子壶、木蜜、美枣、良枣、干赤枣、胶枣、白蒲枣、半官枣、刺枣。

【功用】 补中益气，养血安神。

【释名】 本品以其树木及果实的大小而得"大枣"之名。

"棗"是个会意字，重"朿"（音 ci，古同"刺"）为"棗"；今简化字写作"枣"，其详细释义请参阅【酸枣仁】 项。因本品的果实比酸枣的体形大，故称其为"大枣"。

本品是国人喜爱的药食两用品；民间谚语云："每天两颗枣，容颜永不老。"李东垣在《珍珠囊指掌补遗药性赋》中曰："大枣和药性以开脾。"

歌曰：大枣味甘，调和百药；益气养脾，中满休嚼。

大血藤

【来源】 本品为木通科植物大血藤的干燥藤茎。

【别名】 红藤、血藤、过山龙、红藤、千年健、血竭、见血飞、血通、大活血、黄省藤、红血藤、血木通、五花血藤、血灌肠、花血藤、赤沙藤、山红藤、活血藤。

【功用】 解毒消痈，活血止痛，祛风除湿，杀寸白虫。

【释名】 本品以其鲜药材的特征而得"大血藤"和"红藤"之名。

本品鲜药材在砍断之后会流出血红色的汁液，故称"大血藤"或"红藤"。清代无名氏在《简易草药》中诠释本品名称时说："根外紫红……漫酒一宿，红艳如血。"

李时珍在《本草纲目》中引用了一则医案来说明本品有杀虫的药效，其文曰："赵子山苦寸白虫病。医令戒酒，而素性耽之。一日寓居邵武天王寺，夜半醉归，口渴甚。见庑间瓮水，映月莹然，即连酌饮之，其甘如怡。迨晓，虫出盈席，心腹顿宽，宿疾遂愈。皆惊异之，视所饮水，乃寺仆织草履，浸红藤根水也。"（笔者注："寸白虫"即"蛔虫"。"庑"即马厩，专门喂马的地方。"迨晓"指"等到天明"。）

歌曰：红藤苦平，消肿解毒；肠痈乳痈，取效迅速。

小蓟

【来源】 本品为菊科刺儿菜属植物刺儿菜的干燥地上部分。

【别名】 刺儿菜、刺菜、曲曲菜、青青菜、荠荠菜、刺角菜、白鸡角刺、小鸡角刺、小牛扎口、野红花。

【功用】 凉血止血，清热消肿。

【释名】 本品的释名内容合并在大蓟之下，请参阅。

李东垣在《珍珠囊指掌补遗药性赋》中曰："大小蓟除诸血之鲜。"

歌曰：小蓟苦凉，消肿破血；吐衄咯唾，崩漏可啜。

小茴香

【来源】 本品为伞形科植物茴香的干燥成熟果实。

【别名】 怀香、怀香子、茴香子、土茴香、野茴香、大茴香、谷茴香、谷香、香子、小香。本品原名"小怀香"。

【功用】 散寒止痛，理气和胃。

【释名】 本品因其用途与气味而得"小茴香"之名。

本品的原植物称为"茴香菜""香丝菜""小茴香""茴香子""谷香""浑香""回香"等，嫩时可作菜蔬食用。苏颂在《图经本草》中为本品释名曰："怀香，北人呼为茴香，声相近也。"孙思邈在《千金要方》中为本品释名曰："煮臭肉，下少许，即无臭气；臭酱入末亦香，故曰'回香'。"李时珍在《本草纲目》中为本品释名曰："俚俗多怀之衿衽咀嚼，恐怀香之名，或以此也。"

小茴香的商品多作为香料使用，亦供药用。有人认为小茴香之名是相对于大茴香而言，因为两者相比，小茴香的个头要比大茴香小很多，此说法也有其道理。

李东垣在《珍珠囊指掌补遗药性赋》中曰："茴香治疝气肾痛之用。"

歌曰：小茴性温，能除疝气，腹痛腰痛，调中暖胃。

千里光

【来源】 本品为菊科植物千里光的干燥全草。

【别名】 九里明、九里光、千里及、眼明划、黄花草、黄花母、九龙光、九岭光。

【功用】 清热解毒，清肝明目。

【释名】 本品长于清热明目，善疗多种目疾。兰茂在《滇南本草》中喻其本品恢复目力可及千里也，据此可知本品是因其功用而得"千里光"之药名。

民谚曰：谁人认识千里光，祖祖辈辈不生疮。

千年健

【来源】 本品为天南星科平丝芋属植物千年健的干燥根茎。

【别名】 一包针、千颗针、千年见、丝棱线。

【功用】 祛风湿、健筋骨，活血止痛。

【释名】 本品以其功效之寓意而命名为"千年健"。

古人以"千年"一词来夸张性地表示其本品的药效很持久。"健"即"康健"，使用该药疗疾，远期效果较佳，故取名叫"千年健"。

歌曰：千年健温，除湿祛风；强筋健骨，痹痛能攻。

马齿苋

【来源】 本品为马齿苋科一年生肉质草本植物马齿苋的干燥地上部分。

【别名】 马苋、五行草、长命菜、五方草、瓜子菜、麻绳菜、马齿菜、蚂蚱菜、马苋菜、太阳舅舅、晒不干。

【功用】 清热解毒，凉血止血，止痢。

【释名】 本品以原植物的性状而得"马齿苋"之名。

"苋"与"见"因其同音在古代互为通假字，"见"即"现"也。本品的鲜药材叶子形状像马牙，故名"马齿苋"。李时珍在《本草纲目》中为本品释名曰："其叶比并如马齿，而性滑利似苋，故名。"

歌曰：马齿苋寒，青盲白翳；利便杀虫，症瘕咸治。

马勃

【来源】 本品为灰包科真菌脱皮马勃、大马勃或紫色马勃的干燥子实体。

【别名】 牛屎菇、马蹄包、药包子、马屁泡。

【功用】 清热解毒，利咽，止血。

【释名】 古代医家以本品原错误名称的否定语作为了该药的正式药名。

"勃"字在古代同"悖（bèi）"，指"违背事理，惑乱糊涂"。许慎在《说文解字》中曰："勃，排也。"

本品的来源为灰包科脱皮马勃属真菌的近成熟子实体，多雨季节在荒山野岭很常见，乡野村夫最早发现本品外用可以止血，但是该品最早之时并无其名称，他们误认为这是马的粪尿所化，故随便呼其为"马粪包""马屁泡"或"药包子"等。后来的医药学家在将本品收载于本草著作时对其进行了实地考察，发现此物的生成与马粪、马屁和马尿无关，该物是另一类生命体，叫马粪包等名称有悖于常理，应该纠正，于是就将其学名写为"马勃"，其意为"以马粪包来称谓该品悖于常理"，含有警示后人之意。

歌曰：马勃味辛，散热清金；咽痛咳嗽，吐衄失音。

马钱子

【来源】 本品为马钱科植物马钱的干燥成熟种子。

【别名】 番木鳖、苦实把豆儿、火失刻把都、苦实、马前、马前子。

【功用】 通络止痛，散结消肿。

【释名】 本品因药材的形状而得"马钱子"之名。

李时珍在《本草纲目》中为本品释名曰："状似马之连钱，故名马钱。"该药原名叫"番木鳖"。所谓"番"，在古代一般指外国或外族。因本品原为外来药物，用其成熟的种子，其种子形如木鳖，故有"番木鳖"之名。从前，有钱人家外出时骑马，在马笼头的上方（马额头部位）镶一枚铜钱以示其身份，亦有装饰之意。本品因其形如马额头的铜钱，故得"马钱子"之名。

本品药性苦，温；有大毒。成人每日用量为 0.3~0.6g，炮制后入丸散用。

注意事项：孕妇禁用。不宜多服、久服及生用。运动员慎用。本品的有毒成分能经皮肤吸收，外用时也不宜大面积涂敷。

歌曰：马钱大毒，用量要准；风湿顽痹，腰腿疼痛。

马兜铃

【来源】 本品为马兜铃科植物北马兜铃或马兜铃的干燥成熟果实。

【别名】 兜铃、马兜零、马儿铃、水马香果、葫芦罐、臭铃铛、蛇参果。

【功用】 清肺降气，止咳平喘，清肠消痔。

【释名】 本品以其药材的形状而得"马兜铃"之名。

寇宗奭在《本草衍义》中为本品释名曰："蔓生附木而上，叶脱时其实尚垂，状如马项之铃，故得名也。"（笔者注：马项者即马的脖颈，古人骑乘的马常在脖颈上系有铃铛。）

歌曰：兜铃苦寒，能熏痔漏；定喘消痰，肺热久嗽。

马鞭草

【来源】 本品为马鞭草科植物马鞭草的干燥地上部分。

【别名】 马鞭、龙芽草、凤颈草、紫顶龙芽、铁马鞭、狗牙草、马鞭梢、小铁马鞭、顺拧草、蜻蜓草、退血草、铁马莲、疟马鞭、土荆芥、野荆芥、燕尾草、白马鞭、蜻蜓饭、狗咬草、铁扫帚。

【功用】 活血散瘀，解毒，利水，退黄，截疟。

【释名】 本品的鲜草节生紫花，其状如马鞭之鞭鞘，故名"马鞭草"。

陈嘉谟在《本草蒙筌》中为本品释名曰："马鞭草味甘、苦，气微寒；有小毒。江淮州郡多，村墟陌路有。苗叶类菊，又若野狼牙，高二三尺，茎圆，抽四五穗花紫（春开细碎紫色，秋复再花），穗较鞭鞘不异，故以马鞭为名。"

歌曰：马鞭草苦，破血通经；症瘕痞块，服之最灵。

土茯苓

【来源】 本品为百合科植物光叶菝葜的干燥根茎。

【别名】 禹余粮、白余粮、草禹余粮、刺猪苓、硬饭、冷饭团、仙遗粮、土萆薢、山猪粪、饭团根、土苓、红土苓、山奇良。

【功用】 解毒，除湿，通利关节。

【释名】 本品以其药材的形状而得"土茯苓"之药名。

本品的古名叫"禹余粮"。相传大禹行山中乏食，采此物充粮而弃其余，故得"禹余粮""仙遗粮""冷饭团"等诸名；后人又因其该药材的形状似茯苓鲜药材，其功用也与茯苓相类似，故改变原称，取名叫"土茯苓"。

本品有良好的除湿解毒作用，中医谚语云：清热解毒土茯苓，善治湿热疮毒病。

歌曰：土茯苓平，梅毒宜服；既能利湿，又能解毒。

土鳖虫

【来源】 本品为鳖蠊科昆虫地鳖或冀地鳖的雌虫干燥体。

【别名】 地鳖虫、土元、地乌龟、蟅虫、苏土鳖、冀土鳖。

【功用】 破血逐瘀，续筋接骨。

【释名】 本品以该动物的生活习性和形状而得"土鳖虫"之名。

本品的古名叫"蟅虫"（注："蟅"通"蟅"，"蟅"在古代本草书籍中常写为上下结构）。该虫喜生活于阴湿而松散的泥土中，其形如鳖，常蛰伏少动，故名曰"土鳖虫"；又有"簸箕虫""地蜱虫"等诸名。

歌曰：土鳖咸寒，行瘀通经；破症消痕，接骨续筋。

山豆根（附：北豆根）

【来源】 本品为豆科植物柔枝槐（越南槐）和防己科植物蝙蝠葛的干燥根或根状茎。前者习称"广豆根"，后者习称"北豆根（北山豆根）"。

【别名】 山大豆根、黄结、苦豆根、黄条香、黄根、汉防己、防己藤。

【功用】 清热解毒，消肿利咽。

【释名】 山豆根以原植物叶子的形状及药用的部位而得名；本品的叶子像豆叶，又因其药用的是根，它生长于野山之中，故取名叫"山豆根"。

苏颂在《图经本草》中为本品释名曰："苗蔓如豆，根以此名。"

附：北豆根

当前的山豆根药材分为"广豆根"与"北豆根"两种药材商品，二者皆治咽喉肿痛属于热毒者；但后者的药力稍逊。广豆根与北豆根的功用与毒性有较大差别，特别是广豆根超量使用（《中华人民共和国药典》规定成人每日用量3~6g）极容易出现毒副反应，因此应将二者区别开来使用。

李东垣在《珍珠囊指掌补遗药性赋》中曰："山豆根解热毒，能止咽喉之痛。"

歌曰：山豆根苦，疗咽肿痛；敷蛇虫伤，救急可用。

山楂

【来源】 本品为蔷薇科植物山里红或山楂的干燥成熟果实。

【别名】 俗名"山喳（zā）"。别名：鼠查、棠棣子、赤枣子、山里红果、鼻涕团、映山红果、海红、酸梅子、山梨、酸查、山果子。

【功用】 消食健胃，行气散瘀。

【释名】 本品因其生境与味道而得名叫"山楂"。

"山"指其药材的生境，因本品多生于山林之中。"楂"与"哑"因其同音而相互通假。本品的鲜果学名叫"山里红"，味极酸；小孩们不懂事，见其色红诱人，便会摘而食之，咬一口就会不由自主地连连哑嘴，故在民间俗称其为"山哑"，其意思为"山里面生长的能让人哑嘴的东西"。

因为本品是属于果木之类，所以古代文人在本草著作中以其通假字而写作"山楂"。李时珍在《本草纲目》中为本品释名曰："山楂，味似楂子，故亦名'楂'。世俗皆作查字，误矣。查（音槎）乃水中浮木，与楂何关？郭璞注《尔雅》曰：树如梅，其子大如指头，赤色似小李，可食，此即山楂也。世俗作字，亦误矣。乃柹实，于何关？楂之名，见于《尔雅》。自晋、宋以来，不知其原，但用查耳。此物生于山原茅林中，猴、鼠喜食之，故又有诸名也。《唐本草》赤爪木当作赤枣，盖枣、爪音讹也。楂状似赤枣故尔。范成大《虞衡志》有赤枣子。《百一选方》曰：山里红果，俗名酸枣，又名鼻涕团。正合此义矣。"

歌曰：山楂味酸，磨消肉食；疗疝催疮，消膨健胃。

山药

【来源】 本品为薯蓣科植物薯蓣的干燥根茎。

【别名】 薯蓣、怀山药、淮山药、土薯、山薯、玉延、山芋、野薯、白山药。

【功用】 益气养阴，补脾肺肾，固精止带。

【释名】 本品因历代皇帝的避讳而有现今"山药"之名。

该药材的块根似红薯，原名"薯蓣"。唐朝时唐代宗名"预"，因与其避讳而改写为"薯药"。宋朝时又因宋英宗讳"署"，又改名叫"山药"。

李东垣在《珍珠囊指掌补遗药性赋》中曰："山药而腰湿能医。"

歌曰：山药甘温，理脾止泻；益肾补中，诸虚可治。

山茱萸

【来源】 本品为山茱萸科植物山茱萸的干燥成熟果肉。

11

【别名】 蜀枣、魁实、鼠矢、鸡足、山萸肉、实枣儿、肉枣、枣皮、药枣、红枣皮。

【功用】 补益肝肾，涩精固脱。

【释名】 本品依其鲜药材的特征而取名叫"山茱萸"。

"山"言其生长之地。"茱"通"朱"，言其红色。"萸"字从"艹"从"臾"；"萸"表音又表意；"萸"字表示人上有"臼"，而且还是个草编的臼。古时候人皆长发，富人用丝臼或发簪等来固定其头发，穷人就编个草臼来装头发。中药名称中凡是有"萸"字的皆是表示其果实上头有"臼窝"，如山茱萸、吴茱萸、食茱萸均是如此。山茱萸这三个字连起来所表达的意思是"山林中带有臼窝的红色果实"。山茱萸简称"山萸"，因药用其果肉，又称为"山萸肉"。本品在炮制晒干之后，形如酸枣皮，故又俗称为"枣皮"。

李东垣在《珍珠囊指掌补遗药性赋》中曰："山茱萸治头晕，遗精之药。"

歌曰：萸肉性温，涩精益髓；肾虚耳鸣，腰膝酸痛。

川楝子

【来源】 本品为楝科植物川楝的干燥成熟果实。

【别名】 金铃子、楝实、练实、仁枣、苦楝子、楝子、石茱萸、楝树果、川楝实。

【功用】 疏肝行气，止痛，驱虫。

【释名】 本品以其药材的产地及原植物的特性而得"川楝子"之名。

李时珍在《本草纲目》中为本品释名曰："按：罗愿《尔雅翼》曰：楝叶可以练物，故谓之'楝'。其子如小铃，熟则黄色，名'金铃'，象形也。"本品因其楝实产于蜀川者为地道药材，故名曰"川楝子"。

李东垣在《珍珠囊指掌补遗药性赋》中曰："金铃子治疝气而补精血。"

歌曰：楝子苦寒，膀胱疝气；中湿伤寒，利水之剂。

川芎

【来源】 本品为伞形科植物川芎的干燥根茎。

【别名】 山鞠穷、芎䓖、香果、胡藭、马衔、芎藭、雀脑芎、京芎、贯芎、抚芎、台芎、西芎。

【功用】 活血行气，祛风止痛。

【释名】 本品以其产地和功用而得"川芎"之名。

李时珍在《本草纲目》中为本品释名曰："……人头穹窿穷高，天之象也。此药上行，专治头脑诸疾，故有'芎䓖'之名。……出蜀中者，为'川芎'。"䓖的读音是 qióng，其释义同"芎"，故"川芎"现简写为"川芎"。

中医谚语云："腰痛吃杜仲，头痛吃川芎。"

李东垣在《珍珠囊指掌补遗药性赋》中曰："川芎祛风湿，补血清头。"

歌曰：川芎辛温，活血通经；除寒行气，散风止痛。

川牛膝

【来源】 本品为苋科植物川牛膝的干燥根。

【别名】 甜川牛膝、甜牛膝、天全牛膝、大牛膝、白牛膝、拐膝、龙牛膝。

【功用】 逐瘀通经，通利关节，利尿通淋。

【释名】 本品以其产地及原植物的特征而得名，其原植物的地上茎有关节，其关节膨大，如牛的膝盖状，故得"牛膝"之称。

川牛膝与怀牛膝同属于苋科植物，其植物特征相似，但因本品产于四川者为地道药材，故名叫"川牛膝"。李时珍在《本草纲目》中为本品释名曰："……川中人家栽莳者为良。"

川牛膝与怀牛膝都有活血作用，但怀牛膝偏于滋补，川牛膝偏于通利。

李东垣在《珍珠囊指掌补遗药性赋》中曰："牛膝强足补精，兼疗腰痛。"

歌曰：牛膝味苦，除湿痹痿，腰膝酸疼，小便淋漓。

三七

【来源】 本品为五加科植物三七的干燥根。

【别名】 山漆、金不换、血参、人参三七、佛手山漆、参三七、田七、滇三七、盘龙七、汉三七。

【功用】 散瘀，止血，消肿，定痛。

【释名】 本品以原植物的生长特征而得其名。

李时珍在《本草纲目》三七的名下曰："其叶左三右四，故名。"又曰："本名山漆，谓其能合金疮，如漆黏物也，此曰近之。金不换，贵重之称也。"又曰："生广西南丹诸州番峒深山中。《药物出产辨》曰:'产广西田州为正地道。'"广西的田阳县田州镇,在历史上是三七的集散地,因而本品又得名"田三七"和"田七"。又因其三七的苗似人参苗,故又名"人参三七"或"参三七"。

当前,中国云南省文山县是三七的主产地。云南中医药大学的张洁老师新近对三七名称的来历作了如下更为详细而有趣的四条释名:

其一:从种植年限方面看,据民国版《马关县志》载:"三七者,必种三年后始成药,七年乃完气。"

其二:从外观形状上看,三七每生长一年,茎上产生一道节子,每张叶子多为五小片至七小片,长成药的三七茎上都有三道节子,其叶也以七片者居多;因此,从外观上看,三七茎叶的形状具有"三道节子和七片叶子"的特征。

其三:从栽种与收成的比例来看,三七的病害繁多,十分难种。古人种三七艰辛无比,若论其收成时多数是"三分收获,七分损失"。

其四:从生长条件方面看,三七宜生长在七分潮湿、三分干燥的土壤中;外部环境又需"三分阳光七分阴"。

本品活血止痛的功效显著,中医有谚语云:"铜皮铁骨田三七,止血化瘀功第一。"

歌曰:三七性温,止血行瘀;消肿定痛,内服外敷。

三棱

【来源】 本品为黑三棱科植物黑三棱干燥的块茎。

【别名】 京三棱、荆三棱、黑三棱、红蒲根、光三棱。

【功用】 破血行气,消积止痛。

【释名】 本品因药材原植物的生长特征而得其名。本品原植物叶片基部具有明显的三棱形,故取名叫"三棱"。

苏颂在《本草图经》中为本品释名曰:"三棱,叶有三棱也,生荆楚地,故名荆三棱,以著其地。"

李东垣在《珍珠囊指掌补遗药性赋》中曰:"三棱破积,除血块气滞之症。"

歌曰:三棱味苦,利血消癖;气滞作痛,虚者当忌。

女贞子

【来源】　本品为木犀科植物女贞的干燥果实。

【别名】　女贞实、冬青子、爆格蚤、白蜡树子、鼠梓子。

【功用】　补肝肾，清虚热，明目。

【释名】　本品原植物的树叶在寒冬中仍然能保持其青翠，所以古人以物象之寓意而将本品称作"女贞子"，也称为"冬青"。

李时珍在《本草纲目》中为本品释名曰："此木凌冬青翠，有贞守之操，故以贞女状之。"

歌曰：女贞子苦，黑发乌须；强筋壮力，去风补虚。

牛蒡子

【来源】　本品为菊科植物牛蒡的干燥成熟果实。

【别名】　恶实、大力子、鼠粘子、大力子、毛锥子、鼠尖子、弯巴钩子、牛子。

【功用】　疏散风热，宣肺透疹，解毒利咽。

【释名】　本品在古代本草书籍中多以"恶实"为正名。

李时珍在《本草纲目》中为本品释名曰："其实状恶而多刺钩，故名。"又曰："其根叶皆可食，人呼之牛菜，术人隐之，呼为'大力'也。"故有"大力子"之名。苏颂在《图经本草》中为本品释名曰："恶实即牛蒡子也。因其外壳如栗球，小而多刺，鼠过之则缀惹不可脱，故谓之'鼠粘子'。"

据笔者考证：牛蒡子之药名是源于民间对本品的一种俗称。

从文字学的角度而言，牛蒡子的"蒡"字通"傍"，"傍"的本意指贴近，其引申意为"依靠、凭借"。农人发现本品的果实常常黏附在牛身上不易掉落，它是一种喜欢傍在牛身上的东西，故在民间就流传有"牛蒡子"的俗称。

李东垣在《珍珠囊指掌补遗药性赋》中曰："牛蒡子疏风壅之痰。"

歌曰：牛蒡子辛，能除疮毒；瘾疹风热，咽喉肿痛。

牛黄

【来源】　本品为牛科动物牛的干燥胆结石，以其颜色而命名。

【别名】 犀黄、丑宝、天然牛黄、管黄、胆黄。

【功用】 清心，豁痰，开窍，凉肝，息风，解毒。

【释名】 牛黄是牛的胆囊及胆管中的结石，其色金黄或棕黄，故名"牛黄"。牛黄是非常名贵的药材，牛属丑，为隐其名，又名"丑宝"。

宰牛时，如发现有牛黄，即滤去胆汁，将牛黄取出，除去外部薄膜，阴干，置于干燥处保存。

歌曰：牛黄味苦，大治风痰；定魂安魄，惊痫灵丹。

牛膝

【来源】 本品为苋科植物牛膝的干燥根。

【别名】 怀牛膝、牛髁膝、山苋菜、对节草、红牛膝、杜牛膝。

【功用】 补肝肾，强筋骨，逐瘀通经，引血下行。

【释名】 本品以原植物的特征而得"牛膝"之名；原植物的茎上有节，其节膨大、形状似牛的膝关节，故名"牛膝"。本品的药用部位是该植物的根。

陶弘景在《本草经集注》中为本品释名曰："其茎有节，似牛膝，故以为名。"从前，怀庆府(今河南沁阳市)产的牛膝质量最佳，被认为是道地药材，故又有"怀牛膝"之药名。

李东垣在《珍珠囊指掌补遗药性赋》中曰："牛膝强足补精，兼疗腰痛。"

歌曰：牛膝味苦，除湿痹痿；腰膝酸疼，小便淋漓。

升麻

【来源】 本品为毛茛科植物大三叶升麻、兴安升麻或升麻的干燥根茎。

【别名】 周升麻、周麻、鸡骨升麻、鬼脸升麻、绿升麻、龙眼根、窟窿牙根。

【功用】 发表透疹，升举阳气。

【释名】 本品是根据原植物的叶子形状及其药性而得"升麻"之名。

本品植物的叶如麻(注："麻"指火麻)，其根入药能升阳举陷，凡中气下陷之证必用之，故取名叫"升麻"。李时珍在《本草纲目》中为本品释名曰："其叶似麻，其性上升，故名。"

李东垣在《珍珠囊指掌补遗药性赋》中曰："升麻消风热肿毒，发散疮痍。"

歌曰：升麻性寒，清胃解毒；升提下陷，牙痛可逐。

巴戟天

【来源】 本品为茜草科植物巴戟天干燥根。

【别名】 巴戟、鸡肠风、兔子肠、不凋草、巴戟肉。

【功用】 补肾阳，强筋骨，祛风湿。

【释名】 本品依其产地及强肾兴阳作用明显而取名叫"巴戟天"。

本品原产于巴蜀之地。"戟"的本义指古代的一种长杆兵器。在古时候，老百姓把皇宫内侍候三宫六院女眷的太监称之为"宦官"，把天生就没有性功能的男人称之为"天宦"。本品能让天宦之人的阳具直起如戟，使之阳兴而有其嗣，故名曰"巴戟天"。

关于本品名称的由来还有另外一种解释，即巴戟天的药名是因其原植物能抗御寒冬的特性而得名。"戟"的本义指古代的一种兵器，但"戟"字也可以作为动词来使用，作动词时其引申义即表示"对抗"和"斗争"。巴戟天还有一个"不凋草"的雅称，每到冬天，万物则凋零，然而巴戟天的原植物就像是一个顽强的斗士，即使再寒冷也不凋谢，与寒冷的天气相斗争。卢之颐在《本草乘雅半偈》中为本品释名曰："草木至冬，莫不随天地气化而藏，独此不凋，与天相戟。"

李东垣在《珍珠囊指掌补遗药性赋》中说："巴戟天治阴疝白浊，补肾尤兹。"

歌曰：巴戟辛甘，大补虚损；精滑梦遗，强筋固本。

巴豆

【来源】 本品为大戟科植物巴豆的干燥成熟果实。

【别名】 双眼龙、大叶双眼龙、江子、猛子树、八百力、芒子、毒鱼子。

【功用】 泻下祛积，逐水消肿。

【释名】 本品因产地与形状而得"巴豆"之名。

李时珍在《本草纲目》中为本品释名曰："此物出巴蜀，而形如菽豆，故以名之。"李时珍这句的意思是：本品出产于巴蜀（四川），它的形状像大豆，所以就叫"巴豆"。

本品有大毒！内服时须用巴豆霜。巴豆霜的用量为成人每日 0.1~0.3g。

李东垣在《珍珠囊指掌补遗药性赋》中曰："巴豆利痰水，能破寒积。"

歌曰：巴豆辛热，除胃寒积；破症消痰，大能通利。

火麻仁

【来源】 本品为桑科植物大麻的干燥成熟种子。

【别名】 麻子、麻子仁、大麻子、大麻仁、白麻子、冬麻子、火麻、线麻子。

【功用】 润肠通便。

【释名】 "火麻"之名是以其原植物的利用价值而名；"火麻仁"则是对本品种子的古称谓。

本品药名的"火"字是言其物体燃烧时所发的光和焰。"麻"字是言该植物的味道，火麻这种植物的叶子和茎秆口尝有麻味。"仁"字是指植物的种仁。

中国人种植的火麻实际上是印度大麻的一个亚种，原植物为桑科大麻属植物大麻 *Cannabis sativa L.*，火麻是雌雄异株的植物，有"公麻（又称花麻）"和"母麻"之分，只有母麻结种子，中医药用时称为"火麻仁"，民间俗称为"麻子"或"大麻子"，或简称"麻"。当前国际社会公认的三大毒品植物为罂粟、大麻和古柯。印度大麻的部分矮小植株可用来制造大麻毒品，人在吸入小剂量时会产生洋洋自得的感受，大剂量时会出现幻觉、妄想和类偏执状态，呈现双重人格。由于该植物分布广泛，故有"穷人的毒品"之称。中国火麻的毒性比印度大麻要小很多，中国人也自古不食用其有毒的部位，只取其有正面利用价值的种子、纤维和麻秆。该植物能散发出一种特殊的"麻气"，牛羊避而不食。笔者出身于农民之家，孩童时常跟大人下地干活；从种火麻到"割花麻"；从"沤麻"到"剥麻"；从采收麻籽到推磨和熬麻油、用麻纤维来拧麻绳、用麻秆来点火、用麻油来点灯，这些事儿都亲身经历过，印象深刻。火麻是我最熟悉的农作物之一，然而时过境迁，转眼之间上述的事情都已走进了历史，火麻仁现已成为了稀缺之物。今天，我如果不赶紧把火麻仁名称的由来写下来，恐怕后人就可能不会完整地理解其药名的含义。"火麻仁"这三个字，分别精准地表达了该植物的用途及其他特性。

"火"字表示该植物与火有着密切的关系。在自给自足的农耕时代，北方农村家家户户都要种一点儿火麻，以保障日常生活所需。火麻籽富含油脂，用来熬油，可点灯照明及食用。从前，农村有"油坊"，采用土法榨油，油匠发现火麻油的燃点非常低，在榨油过程中因高压产生高温常常会起火燃烧而引发火灾，所以传统上取用石磨将麻子磨碎、用水煮后再静置分离的方法来获取麻油，俗称为"熬油"。麻油很香，是上好的食用油，也是最佳的点灯用油。用麻油来点灯，燃烧持久且省油，如改用其他植物油则不能持久，故俗语"不是个省油的灯"即来源于此。火麻油有三个特色：一是燃点很低；二是在所有油品之中，火麻油是唯一能溶于水的油脂，但只能混溶于滚动的水中，长久静置则会分层；三是火麻油营养价值高，被广西巴马人称为"长寿油"。剥了皮的"公麻"其白色茎秆习称"麻秆"，是从前家家户户必用的引火材料。在笔者的家乡灵台县流传有一首民谣："安口窑上有三宝，炕不热了拿棍搅。石头垒墙泡不倒，麻秆点火就是好。"因其麻秆用来点火、麻籽榨油会起火、麻油点灯照明好，故得了个"火麻"之名。

"麻"是麻纤维的商品名。公麻的植株高大而笔直，只开花不结实，其茎秆皮部的纤维细长而坚韧，经沤制后剥取称作"麻"，市售的商品"麻"常常是将很散乱的纤维捆成束状。麻的上品用来织"麻布"，中品用来拧制各种规格的"麻绳"，下品用来做"麻构纸（麻纤维与构树皮做的纸）"。另外，大麻的叶片有麻味，有轻微麻醉作用。一个"麻"字代表有三层意思。"仁"字是表示药用其种仁。古代医家综合了该植物的三种主要用途，故将本品取名叫"火麻仁"。

火麻仁有很好的润肠通便作用，中国民间有谚语云："火麻油与亚麻油，老人便秘不用愁"。

李东垣在《珍珠囊指掌补遗药性赋》中曰："麻仁润肺，利六腑之燥坚。"

歌曰：火麻味甘，下乳催生；润肠通结，小水能行。

天花粉（附：瓜蒌）

【来源】　本品为葫芦科植物栝楼或双边栝楼的干燥根。

【别名】　栝楼根、白药、瑞雪、天瓜粉、花粉、屎瓜根、栝蒌粉、蒌粉。

【功用】　清热生津，消肿排脓。

【释名】　天花粉为瓜蒌之根，又名"栝楼根"。古人在饥荒年间常将新鲜的瓜蒌根捣烂，滤汁，制作成淀粉而食用。李时珍在《本草纲目》中为本品释名曰："其根作粉，洁白如雪，故谓之天花粉。"

据笔者对瓜蒌植物的观察和了解，认为"天花粉"之药名是药农对瓜蒌根的俗称。

瓜蒌是葫芦科多年生的宿根草本植物，其藤蔓常爬上树梢或房顶开花并结实（果实即瓜蒌），而它的根扎入地下非常深，根的膨大部分即为天花粉药材，具有明显的粉性。因瓜蒌根具有"天上开花而地下结粉"的生物学特征，故药农形象地称其为"天花粉"。

李东垣在《珍珠囊指掌补遗药性赋》中曰："瓜蒌根疗黄疸毒痈，消渴解痰之忧。"

歌曰：天花粉寒，止渴祛烦；排脓消毒，善除热痰。

附：瓜蒌

【来源】 本品为葫芦科植物栝楼的干燥成熟果实。

【别名】 栝楼、天瓜、全瓜蒌、银瓜蒌、糖瓜蒌、药瓜、栝楼蛋、果裸、地楼、大肚瓜。

【功用】 清热涤痰，宽胸散结，润燥滑肠。

【释名】 "栝楼"也写作"瓜蒌"或"瓜蒌"，其药材名称亦因其药材的形状像"背篓"之故。瓜蒌有清热涤痰，宽胸下气的功效。

李东垣在《珍珠囊指掌补遗药性赋》中曰："瓜蒌子下气润肺喘兮，又且宽中。"

歌曰：瓜蒌仁寒，宁嗽化痰；伤寒结胸，解渴止烦。

天南星（附：胆南星）

【来源】 本品为天南星科植物天南星、异叶天南星或东北天南星的干燥块茎。

【别名】 半夏精、鬼南星、虎膏、蛇芋、野芋头、蛇木芋、山苞米、蛇包谷、山棒子。

【功用】 燥湿化痰，祛风止痉，散结消肿。

【释名】 本品以原植物叶子的形状而取名叫"天南星"。本品在古代本草学著作中的药名叫"虎掌"。

苏恭在《新修本草》中为本品释名曰："其根四畔有圆牙，看如虎掌，故有此名。"

"天南星"原本是天空中一颗星星的名称，天南星在民间又俗称为"老人星"。老人星是夏天夜晚在天穹南方地平线之上的那一颗最亮的星，它闪烁着耀眼的光芒，吸引着世人的目光。本品原植物的叶片呈辐射状全裂、形成多数小裂片向四方辐射，其形状犹如天穹南方的天南星。中国古人以"取象比类"的思维方式来认知其世界，先民们认为"天地相应"，所以将本品的原植物也称作"天南星"，或简称为"南星"。

本品在内服时须用制南星。天南星药材用生姜、白矾水煮熟、切片后称"制南星"。制南星有燥湿化痰，祛风止痉，散结消肿之功效。

李东垣在《珍珠囊指掌补遗药性赋》中曰："南星醒脾，去惊风痰吐之忧。"

歌曰：南星性热，能治风痰；破伤强直，风搐自安。

附：胆南星

天南星用牛胆汁浸泡后蒸熟、切片、干燥，称"胆南星"。胆南星长于清化热痰。

天竺黄（附：人工天竺黄）

【来源】 本品为禾本科常绿竹状乔木青皮竹或华思劳竹等竹类植物茎秆上因被寄生的竹黄蜂咬洞后，在竹节间贮积的伤流液经干燥凝结而成的块状物质。

【别名】 天竹黄、竹黄。

【功用】 清热豁痰，凉心定惊。

【释名】 本品因其生成于"天竹"之中，其生成的原理类似于牛黄，故名"天竹黄"，后世人讹写成了"天竺黄"。

寇宗奭在《本草衍义》中为本品释名曰："此是竹内所生，如黄土着竹成片者。"李时珍在《本草纲目》中为本品释名曰："按：吴僧赞宁曰：竹黄生南海铺竹中。此竹极大，又名'天竹'，其内有黄，可以疗疾。本草作'天竺'者，非矣！莩竹亦有黄，此说得之。"

本品在古医籍中亦简称"竹黄"。

附：人工天竺黄

天竺黄的自然资源稀少，不能满足中医临床用药的实际需要，于是当代科研人员通过化学合成的方法制成了人工天竺黄以替代之。人工天竺黄为硅酸盐凝胶体，含有钠、钾、铝、铁等金属离子，并吸附有鲜竹沥。它与天竺黄的区别在于一个是天然生成的，另一个是人工合成的。二者的功效类似，但中医传统认为天然生成品质优。

歌曰：天竺黄甘，急慢惊风；镇心解热，化痰有功。

天麻

【来源】 本品为兰科植物天麻的干燥块茎。

【别名】 赤箭、离母、鬼督邮、神草、独摇芝、赤箭脂、定风草、合离草、独摇、自动草、水洋芋。

【功用】 平肝阳，息风止痉，祛风通络。

【释名】 本品以其原植物的生长特征而得"天麻"之名；原名"赤箭"。

陶弘景在《名医别录》中为本品释名曰："茎似箭杆，色赤，故名。"李时珍在《本草纲目》中为本品释名曰："天麻即赤箭之根。"

据笔者考证研究：世人俗称本品为"天麻"者，是因本品原植物的膜质鳞片状的叶子很细小，看上去就像茎秆上生长的麻点；又因本品的息风定惊作用极好，是非常稀缺的名贵药材，极难采挖到野生品，挖药的人如有幸遇之，便认为这是上天所赐。因其民俗认为本品是上天所赐给人间的"麻"，故有"天麻"之称。

本品在古代还有许多的称谓，如独摇芝、神草、鬼督邮、明天麻、定风草等，皆因民间的传言而得其名。

中国民间有谚语云："赤箭钻天，有风不动能定风；无风自动可祛风。"

本品为中医的息风定眩要药，谚语云："眩晕又头痛，天麻最管用。"

李东垣在《珍珠囊指掌补遗药性赋》中曰："天麻主头眩，祛风之药。"

歌曰：天麻味甘，能驱头眩；小儿惊痛，拘挛瘫痪。

天冬

【来源】 本品为百合科多年生攀缘草本植物天门冬的干燥块根。

【别名】 天门冬、明天冬、天冬草、倪铃、丝冬、赶条蛇、多仔婆。

【功用】 养阴润燥，清肺生津。

【释名】 本品以其药材与原植物的形态而取名为"天门冬"，又简称"天冬"。

本品药材的形态似麦冬，但个头比麦冬要大数十倍；其功效与麦冬略类同。中国古人习惯以"天"来言其大，例如遇到突如其来的大事就会发出"天哪"的惊呼声，另如成语"民以食为天"的"天"等都是以"天"表示其大。因本品与麦冬类同，然它们的大小悬殊，故名曰"天门冬"。门冬的释义请参阅【麦冬】项。李时珍在《本草纲目》中为本品释名曰："草之茂者为'虋（mén）'，俗作'门'。此草蔓茂，而功同麦门冬，故曰'天门冬'，简称'天冬'。"

本品在采挖后除去根头和须根，置沸水中煮或蒸至透心，趁热除去外皮晒干，即为天冬的商品药材。本品养阴清热之力胜于麦冬。

李东垣在《珍珠囊指掌补遗药性赋》中曰："天门冬止嗽，补血涸而润肝心。"

歌曰：天冬甘寒，肺痿肺痈；消痰止嗽，喘热有功。

五加皮

【来源】 本品为五加科植物细柱五加的干燥根皮。

【别名】 南五加皮、刺五加、刺五甲。

【功用】 祛风湿，补肝肾，强筋骨。

【释名】 本品以其原植物形状而得"五加皮"之药名。

张秉成在《本草便读》中为本品释名曰："五加皮，其树一枝五叶，有交加之象，故名。"又因其本品是以根皮来入药，故取名叫"五加皮"。

本品善治风湿痿痹，能强筋壮骨。李时珍在《本草纲目》中用"宁得一把五加，不用金玉满车"之语来赞美本品的功效。民间有谚语云："浑身软如泥，离不了五加皮"。中医谚语云："两脚不会移，要吃五加皮。"

李东垣在《珍珠囊指掌补遗药性赋》中曰："五加皮坚筋骨以立行。"

歌曰：五加皮温，祛痛风痹；健步坚筋，益精止沥。

五灵脂

【来源】 本品为鼯鼠科动物复齿鼯鼠之干燥粪便。

【别名】 寒号虫粪、寒雀粪、灵脂、糖灵脂、灵脂米、灵脂块。

【功用】 疏通血脉，散瘀止痛。

【释名】 本品因其传说及药材形状而得"五灵脂"之名。

本品古称五凝脂、寒号虫粪、揭旦屎。现今，我们已知其药材的来源为复齿鼯鼠之粪便。

五灵脂始载于马志《开宝本草》中，其文曰："五灵脂出北地，此是寒号虫粪也。"掌禹锡在《嘉祐本草》中记载曰："寒号虫四足，有肉翅不能远飞。"苏颂在《本草图经》中记载曰："今淮河东州郡有之，说是寒号虫粪，色黑如铁，采无时。"李时珍在《本草纲目》中对五灵脂的记述更详："五台诸山甚多，其状如小鸡，四足有肉翅，夏月毛色五彩。自鸣若曰：'凤凰不如我'。至冬毛落如鸟雏，忍寒而号曰：'得过且过'。其深恒集一处，气甚臊恶，粒大如豆。采之有如糊者，有黏块如糖者。"因"灵脂"与"凝脂"二字谐音，李时珍释其名曰："其粪名五灵脂者，谓状如凝脂而受五行之气也。"黄宫绣《本草求真》在五灵脂名下记载曰："……揭旦乃候时之鸟也，五台诸山甚多……，以其受五行之灵，其屎状如凝脂，故有五灵脂之号。"

综上所述，古人通过观察发现：寒号鸟会爬树，但只会爬上却不会爬下；会飞，却只能从高处向低处飞；会唱歌，却只会唱"得过且过"；会作衣，夏天有一身美丽的羽毛，但到了冬天却赤身裸体；会打洞造屋，但其洞穴很浅，它的上半身常露出地面。古人惊奇它竟会模仿五种动物的行为，认为它有天生的灵性，故谓之"五灵"。据说它前后曾跟师松鼠、老鹰、百灵鸟、孔雀和穿山甲学艺，因为要小聪明不认真地学，所以就变成了现在这个样子。由于该药材来自于"五灵"，又有油脂样的光泽，故称其为"五灵脂"。

五灵脂是中医传统习用的一种活血止痛良药，经典名方《失笑散》即由五灵脂与蒲黄二味药组成。妇人产后胞衣不下、血流不止、腹痛难忍之危候，老中医的一剂失笑散汤药服下之后，母子皆平安，全家人马上就会破涕为笑——都忍不住失声笑起来，故取其药方名叫"失笑散"。

李东垣在《珍珠囊指掌补遗药性赋》中曰："五灵脂治崩漏，理血气之刺痛。"

歌曰：五灵味甘，血滞腹痛；止血用炒，行血用生。

五味子（附：南五味子）

【来源】 本品为木兰科植物五味子的干燥成熟果实。

【别名】 北五味子、辽五味子、玄及、会及、五梅子、山花椒。

【功用】 收敛固涩，益气生津，补肾宁心。

【释名】 本品因具有"酸、苦、甘、辛、咸"五种滋味，故得"五味子"之名。

苏敬在《新修本草》中为本品释名曰："五味，皮肉甘、酸，核中辛、苦，都有咸味，此则五味俱也。"

从前，五味子的药材商品分为北五味子与南五味子两种。现版《中华人民共和国药典》收载的五味子指北五味子；南五味子在《中华人民共和国药典》中则以"南五味子"的名称并列收载；也就是说当前版的《中华人民共和国药典》将五味子的两种药材商品按照两种药物来对待了。

李东垣在《珍珠囊指掌补遗药性赋》中曰："五味子止嗽痰，且滋肾水；海狗肾疗痨瘵（zhà），更壮元阳。"

歌曰：五味酸温，止渴生津；久嗽虚劳，敛肺益肾。

附：南五味子

南五味子别名：紫金藤、紫荆皮、盘柱香、内红消、风沙藤、小血藤、长梗南五味子、盘柱南五味子等；其药材为木兰科植物华中五味子的干燥成熟果实；功用与五味子一致，但药力较弱。

五倍子

【来源】 本品为漆树科落叶灌木或小乔木盐肤木、青麸杨或红杨的叶上的虫瘿；主要由五倍子蚜虫寄生而形成。

【别名】 乌贝子、棓子、百药煎、百虫仓、盐麸叶上球子、文蛤、木附子、漆倍子、红叶桃、旱倍子、乌盐泡。

【功用】 敛肺降火，涩肠止泻，敛汗止血，收湿敛疮。

【释名】 "五倍子"之药名是因讹传而得。

本品原名"乌贝子"。"乌"者黑也。"贝子"者，小贝也。本品药材的形状像个小贝，古人作黑色染料来使用；染白头发可使其变黑，亦用来染黑布；故以其形状和用途取名为"乌贝子"。后世人不明其本意，依其同音而讹写为"五倍子"。

李时珍在《本草纲目》中为本品释名曰："五倍，当作'五稀'，见《山海经》。其形似海中文蛤，故亦同名；百虫仓，会意也；百药煎，隐名也。"李时珍在此处所说的"形似海中文蛤"是指其形状像完整的贝壳。

盐肤木树上的五倍子呈不规则的囊状，有若干瘤状突起或角状分枝，老药工习称为"角倍"或"花倍"；青肤杨或红肤杨树上的五倍子呈纺锤形囊状，无突起或分枝，老药工习称为"肚倍"或"独角倍"。

本品采收后置沸水中略煮或蒸至杀死里面的蚜虫，干燥后药用。气特异，味极涩而有收敛性。

歌曰：五倍苦酸，疗齿疳䘌（nì）；痔痛疮脓，兼除风热。

乌梢蛇

【来源】 本品为游蛇科动物乌梢蛇的干燥全体。

【别名】 乌蛇、乌花蛇、剑脊蛇、黑风蛇、黄风蛇、剑脊乌梢蛇、乌蛇、乌梢鞭、一溜黑、乌药蛇。

【功用】 祛风，通络，止痉。

【释名】 本品的药材通体乌黑，有"剑脊""凹腹""铁线尾"的识别特征，故名"乌梢蛇"。

寇宗奭在《本草衍义》中曰："乌蛇……乌梢尾细……"本品以其药材的识别特征而取名叫"乌梢蛇"。

李东垣在《珍珠囊指掌补遗药性赋》中曰："乌梢蛇疗不仁，去疮疡之风热。"

歌曰：乌梢蛇平，无毒性善；功同白花，作用较缓。

乌药

【来源】 本品为樟科植物乌药膨大块根的干燥品。

【别名】 天台乌、台乌、矮樟、香桂樟、铜钱柴、班皮柴。

【功用】 顺气止痛，温肾散寒。

【释名】 本品以其鲜药材的颜色而得"乌药"之名。

乌者，黑也。本品鲜药材的外表呈现棕黑色，可为药用，故有"乌药"之名。

李东垣在《珍珠囊指掌补遗药性赋》中曰"乌药有治冷气之理。"

歌曰：乌药辛温，心腹胀痛；小便滑数，顺气通用。

乌梅

【来源】 本品为蔷薇科落叶乔木梅的干燥近成熟果实。夏季果实近成熟时采收，低温烘干后闷至色变黑。

【别名】 酸梅、黄仔、合汉梅、干枝梅、梅实、熏梅、桔梅肉、梅、春梅。

【功用】 敛肺，涩肠，生津，安蛔。

【释名】 本品依其药材的颜色而得"乌梅"之名。

李时珍在《本草纲目》中为本品释名曰："梅，古文作'呆'，像子在木（树）上之形。梅乃杏类，故反'杏'为'呆'。书家讹为'甘木'。后作'梅'，从'每'，谐声也。"今天所用的乌梅，系采将近成熟的青梅，火炕焙干，再闷2~3h，使其色变黑，故名"乌梅"。

本品属药食两用品。谚语云："乌梅是好药，安蛔止汗治消渴。"李东垣在《珍珠囊指掌补遗药性赋》中曰："乌梅主便血疟痢之用。"

歌曰：乌梅酸温，收敛肺气；止渴生津，安蛔止痢。

车前子（附：车前草）

【来源】 本品为车前科植物车前或平车前的干燥成熟种子。

【别名】 车前实、虾蟆衣子、猪耳朵穗子、凤眼前仁。

【功用】 清热利尿，渗湿通淋，明目，祛痰。

【释名】 本品因原植物的生长特性而取名叫"车前子"。

李时珍在《本草纲目》中为本品释名曰："此草好生道边及牛马迹中，故有'车前''当道'……之名。"该植物如果药用其种子，称作"车前子"；如果药用其全草，则称作"车前草"。

李东垣在《珍珠囊指掌补遗药性赋》中曰："车前子止泻利小便兮，尤能明目。"

歌曰：车前子寒，溺涩眼赤，小便能通，大便能安。

附：车前草

本品为车前科植物车前或平车前的干燥全草。别名：车前、当道、牛舌草、车轮菜、野甜菜、猪耳草、饭匙草、猪肚子、打官司草、车轱辘草、驴耳朵草、钱串草、牛甜菜等。

车前草有清热利尿、祛痰、凉血的功效。

王不留行

【来源】 本品为石竹科植物麦蓝菜的种子。

【别名】 奶米、王不留、麦蓝子、剪金子、留行子。

【功用】 活血通经，下乳消肿。

【释名】 本品因为通经下乳、行气活血的功效显著，其药性有'走窜不停歇'的特点，故以其药性取名叫"王不留行"。

李时珍在《本草纲目》中为本品释名曰："此物性走而不住，虽有王命不能留其行，故名。"李时珍这句话的意思是说：本品的药性走窜而不停歇，即是国王命令它停止其行走，它还会行走不止。

李时珍在《本草纲目》中还说："穿山甲、王不留，妇人服了乳常流。"

歌曰：王不留行，活血通经；下乳消肿，痛经可定。

木瓜

【来源】 本品为蔷薇科植物贴梗海棠的干燥近成熟果实。

【别名】 木瓜实、铁脚梨、秋木瓜、酸木瓜、贴梗海棠、皱皮木瓜、宣木瓜、曰木瓜、川木瓜。

【功用】 平肝舒筋，和胃化湿。

【释名】 本品因药材的形状而得"木瓜"之名。

本品药用其海棠的干燥果实。木者，树也；该树结的果实状如小瓜，故名"木瓜"。李时珍在《本草纲目》中为本品释名曰："木实如瓜，酢（注：酢 cù，醋的古字）而可食，则木瓜之名取此义也。"

李东垣在《珍珠囊指掌补遗药性赋》中曰："宣木瓜入肝，疗脚气并水肿。"

歌曰：木瓜味酸，湿肿脚气；霍乱转筋，足膝无力。

木通（附：八月札）

【来源】 本品为木通科植物白木通或三叶木通、木通（五叶木通）的干燥木质茎。

【别名】 山通草、野木瓜、通草、附支、丁翁、丁父、蓄藤、王翁、万年、万年藤、燕覆、乌覆、活血藤。

【功用】 泻火行水，通利血脉。

【释名】 本品依其药材的性状特征而取名叫"木通"。

本品药用其藤茎，其藤茎中有细密的导管，上下皆通，古人用其藤茎来吹灯或传声音，古称"语草"。李时珍在《本草纲目》中为本品释名曰："有细细孔，两头皆通，故名通草，即今所谓木通也。"此外，木通的藤茎呈木质化，其药性主"通利"，能通脉、利尿。如果您认为本品之药名是以其功用来命名的，其义亦通。

李东垣在《珍珠囊指掌补遗药性赋》中曰："木通、猪苓尤为利水之多。"

歌曰：木通性寒，小肠热闭；利窍通经，最能导滞。

附：八月札

本品为本通科植物木通、三叶木通、白木通的干燥成熟果实。别名：预知子、畜蓄子、木通子、八月瓜、八月炸、羊开口、八月楂、压惊子、八月果、百日瓜、牵藤瓜、冷饭包、拉拉果、野香交、腊瓜。

八月札入药有疏肝理气、活血止痛、除烦利尿的功用。木通的果实在阴历八月成熟，成熟后会沿其腹缝线炸裂而弹出种子，故民间俗称作"八月炸"，而文人又讹写成了"八月札"。

木香（附：川木香、土木香、青木香）

【来源】 本品为菊科植物木香的干燥根。

【别名】 蜜香、青木香、五香、五木香、南木香、广木香、云木香。

【功用】 行气止痛，健脾消食。

【释名】 木香因药材的质地与气味而得其名。

木者，指其"木质化"。本品虽然为草本植物的根，但其根干燥后有明显木质化的特征，其状如枯骨，香气浓郁，故有"木香"之名。

木香原产于印度，以前从广州口岸进口，进口货有蜂蜜样的特异香气，原名叫"广木香"或"蜜香"。李时珍在《本草纲目》中为本品释名曰："本名密香，因其香气如蜜也。"中国于20世纪50年代引种本品成功，最先在云南栽培，故又有了"云木香"之药名。现在，木香的产地已不仅限于云南，全国各地均有栽种，故只能称其为"木香"了。

李东垣在《珍珠囊指掌补遗药性赋》中曰："木香理乎气滞。"

歌曰：木香微温，散滞和胃；行气止痛，疏肝泻肺。

附：川木香、土木香、青木香

在此首先需要说明的是：川木香、土木香、青木香虽也有"木香"之名，但与木香不是同一药物，应区别使用。

木香的来源为菊科植物木香的干燥根，为中医的常用药。川木香的来源为菊科植物川木香或灰毛川木香的干燥根，是中医的习用药。土木香的来源为菊科植物土木香或藏木香的干燥根，属藏药品种。青木香的来源为马兜铃科植物马兜铃及北马兜铃的根，因含有马兜铃酸而具有肾毒性，中医目前已很少使用该品。

木贼

【来源】　本品为木贼科植物木贼的干燥地上部分。

【别名】　木贼草、锉草、节节草、节骨草、响草、接骨叶、笔杆草、笔筒草、擦草、无心草、笔头草、笔管草。

【功用】　疏风，散热，解肌，退翳。

【释名】　本品属于草木之类，因违反了五行相生相克的正常秩序，所以得了个"反贼"的名号，成为了草木中的反贼，简称"木贼"。

我国古代的五行学说认为，"金、木、水、火、土"有其相生相克的正常秩序，其中火克金、金克木、木克土、土克水、水克火，如果有不遵循其正常规律运行者则谓之"反克"。在中国传统文化里，"翻转、颠倒"谓之"反"；"以戎毁贝"谓之"贼"。通常，人们将叛逆于正统者称作"反贼"。本品属于草木之类，它本应为金所克；但它却违反了常理，以木而克金，此谓之"反克"。因为木贼的硬度反而超过了金属，能将铜、铁等金属器皿的表面划破、擦伤或擦亮，所以古人就认为它是"草木中的反贼"，简称为"木贼"。

李时珍在《本草纲目》中为本品释名曰："此草有节，面糙涩。治木骨者，用之磋擦则光净，犹说木之贼也。"

笔者生长在北方农村，在孩童时经常见父亲用木贼来摩擦旱烟锅的铜头，一会儿的工夫就会让烟锅头变得金黄闪亮。偶尔父亲从山里面回来时会带上一捆草挂在屋檐下让其自然风干，他告诉我说这叫"木贼草"，干了以后可以用来擦亮铜和铁的物件。这件事在我幼小的心灵里埋下了好奇的种子，于是后来我就留心探求其原理。现在我终于搞明白了木贼比铁硬的科学内涵，原来是木贼草中含有大量的磷酸盐与多量的二氧化硅（硅酸盐），这些元素的硬度均超过了普通金属，所以干燥的木贼茎枝相互摩擦会发出沙沙的响声，口嚼会有沙粒感，用它摩擦金属制品就可以除去其锈及表面的污垢。

李东垣在《珍珠囊指掌补遗药性赋》中曰："木贼草去目翳，崩漏亦医。"

歌曰：木贼味甘，祛风退翳，能止月经，更消积聚。

丹参

【来源】 本品为唇形科植物丹参的干燥根。

【别名】 赤参、山参、紫丹参、红根、山红萝卜、活血根、靠山红、血参根、朵朵花根、红丹参。

【功用】 活血祛瘀，通经止痛，清心除烦，凉血消痈。

【释名】 本品是以药材的形和色而取名为"丹参"。

"丹"即"赤"也，赤为红色。丹参药材的外表为红色，其形状又类似沙参，故名叫"丹参"，又名"红丹参"或"紫丹参"。

本品气微，味微苦涩，咀嚼时唾液会被染成砖红色。

李时珍在《本草纲目》中为本品释名曰："五参五色配五脏。故人参入脾，曰黄参；沙参入肺，曰白参；玄参入肾，曰黑参；牡蒙入肝，曰紫参；丹参入心，曰赤参。其苦参，则右肾命门之药也。古人舍紫参而称苦参，未达此义尔。炳曰：丹参治风，软脚，可逐奔马，故名奔马草。曾用，实有效。"

本品有很好的活血调经功用，中医有谚语云："一味丹参药，功同四物汤。"

歌曰：丹参味苦，破积消症；活血调经，祛瘀生新。

水蛭

【来源】 本品为水蛭科动物蚂蟥、水蛭或柳叶蚂蟥的干燥体。

【别名】 蚂蝗、马鳖、肉钻子。

【功用】 破血通经，逐瘀消症。

【释名】 本品以蚂蟥嗜血的特性而得"水蛭"之药名。

从本药名的字义而言，"水蛭"者，"水里饥饿的虫"也。许慎在《说文解字》中说："蛭，蛈也。从虫，至声。"水蛭的动物学名叫"蚂蟥"，属环节动物，体长而扁平，略似蚯蚓，前后各有一个吸盘，生活在淡水中或湿润处，能吸人畜的血，并嗜血成性，在吸食人血时则表现出"饥不择食"和"饥饿难饱"的特性，故名"水蛭"。李时珍在《本草纲目》水蛭的名下说："方音讹蛭为痴，故俗有水痴、草痴之称。"笔者认为：水蛭之药名由"水痴"讹传而来的说法有其道理，因为当水蛭吸附在人体上时，不管是用拍打还是拉拽等方法，均不能让其脱离人体，即便是把它拽成两段，它的头部还在人体内，因此古人认为此物是水族里的白痴，故称"水痴"。后人又将"水痴"讹写成了"水蛭"。寇宗奭在《本草衍义》的水蛭名下说："汴人谓大者为马鳖，腹黄者为马蟥。"

本品为破血、逐瘀、通经之霸药，孕妇及无瘀血者禁用。成人用量为1.5~3g。生用时处方名写"水蛭"。用滑石粉烫至微鼓起后称"烫水蛭"，烫水蛭可用于内服。

歌曰：水蛭破血，逐瘀通经；跌仆损伤，癥瘕痞块。

月季花

【来源】 本品为蔷薇科植物月季的干燥花。

【别名】 四季花、月月红、月贵花、月记、月月开、长春花、月月花、月季红、勒泡、月光花、四香春、月七花。

【功用】 活血调经，解毒消肿。

【释名】 本品以其原植物花期的特征而得名，因该植物能在一年四季中开花而不间断，故名"月季花"。李时珍在《本草纲目》中的月季名下曰："逐月开放，不结子。"

歌曰：月季花温，调经宜服；瘰疬可治，又消肿毒。

贝母（含：川贝母、浙贝母、平贝母、湖北贝母、伊贝母）

【来源】 本品来源于百合科植物川贝母、浙贝母等贝母大家族中成员的干燥鳞茎。

【功用】 川贝母：清热润肺，化痰止咳，散结消痈。

浙贝母：清热化痰止咳，解毒散结消痈。

【释名】 贝母以药材形状而得其名，因其鲜药材像海洋生物中的贝类，并有很强的繁殖能力，能不断地衍生出许多小贝母，故得"贝母"之名。

陶弘景在《本草经集注》中为本品释名曰："形似聚贝子，故名贝母。"贝母最早收载于《神农本草经》中，到了清代，赵学敏《本草纲目拾遗》中始出现"浙贝母"之名。从前，贝母的药材商品只分为川贝母与浙贝母两大类。《中华人民共和国药典·一部》在保留"川贝母"与"浙贝母"的基础上，又平行收载了平贝母、湖北贝母和伊贝母三个品种。另外，收载于各省、市、自治区地方中药材标准中的贝母习用品还有太白贝母、东贝母、土贝母等。当前的贝母系列药材已形成了一个大家族。现分述如下：

川贝母：别名有"虻""黄虻""勤母""药实""川贝"等，其药材来源为百合科植物川贝母、暗紫贝母、甘肃贝母或梭砂贝母的干燥鳞茎；前三者按性状及其产地的不同分别习称"松贝"和"青贝"，后者习称"炉贝"。

在古代，松贝以四川松潘为主要集散地，故习称"松贝"。青贝以四川阿坝为主要集散地（地处青藏高原，故曰'青'），故习称"青贝"。炉贝以四川昌都为主要集散地，因昌都是当年诸葛亮造炉打箭的地方，其地名俗称为"打箭炉"，故习称"炉贝"。

川贝母历来属于名贵药材，中医传统认为以松贝最为名贵，其次为青贝，再次为炉贝；此三者统称为"川贝母"或"川贝"，以其卓著的清肺止咳的药效而名扬世界。

浙贝母：别名有"浙贝""大贝""象贝""元宝贝""珠贝"等，其药材为百合科植物浙贝母的干燥鳞茎。本品因主产于浙江，故称为"浙贝"。

浙贝的药材商品分为"象贝"和"珠贝"两类。象贝又称为"元宝贝"，由鳞茎外层的单瓣加工而成，其形状像元宝。珠贝是完整鳞茎的干燥品，呈圆珠状。

平贝母：别名有"坪贝""平贝"等。本品有清热润肺、化痰止咳的功效。其药材来源为百合科植物平贝母的干燥鳞茎。平贝母药材呈扁球形、上下面均呈明显的平截状，故以其形状俗称为"平贝母"或"平贝"。本品主产于东北地区；从前曾作为川贝母的替代品药用，但其药力稍逊。

湖北贝母：别名有"板贝""窑贝""奉节贝母"等。本品有清热化痰、止咳、散结的功效；其药材来源为百合科植物湖北贝母的干燥鳞茎，主产于湖北，故名"湖北贝母"；其药效介乎于浙贝母和川贝母之间，由于该药名在医籍中出现得较晚，从而导致其当前中医不太常用该品。

伊贝母：别名有"伊贝""伊犁贝母""新贝""新疆贝母""天山贝母""生贝"等。伊贝母有清热润肺、化痰止咳的功效；其药材来源为百合科植物伊贝母或新疆贝母的鳞茎，当前在中医临床上应用的情况与平贝母类似。

李东垣在《珍珠囊指掌补遗药性赋》中曰："贝母清痰止咳嗽而利心肺。"

歌曰：川贝微寒，清热润肺；散结消肿，化痰止咳。

浙贝性寒，清化热痰；解毒止咳，散结消痈。

太子参

【来源】 本品为石竹科植物孩儿参的干燥块根。

【别名】 孩儿参、双批七、童参、双批七、四叶参、米参、异叶假繁缕。

【功用】 益气健脾，生津润肺。

【释名】 本品的药效近似人参，但药力较弱。因太子参原植物最先在南京的明孝陵（注：明太祖朱元璋和马皇后的合葬陵墓）被人发现，故取名为"太子参"；又因其本品的块茎很细小，中医多用其来治疗小孩的疾病，故又得"孩儿参"或"童参"之名。

歌曰：太子参凉，补而能清；益气养胃，又可生津。

瓦楞子

【来源】 本品为海洋蚶科动物毛蚶、泥蚶或魁蚶的贝壳。

【别名】 蚶壳、瓦屋子、瓦垄子、蚶子壳、花蚬壳、瓦垄蛤皮、血蛤皮、毛蚶皮。

【功用】 祛痰化瘀，软坚散结，制酸止痛。

【释名】 本品以其药材的形状而取名叫"瓦楞子"。

本品药材因其外形像农家屋顶上的青瓦，故得"瓦楞子"之药名。陈藏器在《本草拾遗》中为本品释名曰："出海中，亮如瓦屋。"

歌曰：瓦楞子咸，妇人血块；男子痰癖，症瘕可瘥。

六神曲

【来源】 本品是用面粉、赤豆、杏仁、青蒿、苍耳、辣蓼六种中药混合后发酵而制成的曲剂。

【别名】 神曲、六曲、六曲饼。

【功用】 本品的主要功用为"健脾养胃，行气消食"。神曲的生品健脾开胃，并有发散作用，可治疗感冒食滞。本品发散走表生用，健脾消食则需炒用。炒焦的神曲消食化积力强，以治食积腹泻为主。麸炒后的六神曲具有麸香气，以醒脾和胃为主，用于食积不化、脘腹胀满等症。

六神曲有消食健胃、和中止泻之功，常用于治疗食滞脘腹胀满、食少纳呆、肠鸣腹泻；本品又略具解表功能，尤适于外感风寒而又内伤饮食者。另外，古代医家经验认为，本品用于治疗产后瘀血腹痛，小儿腹大坚积有效。此外，凡丸剂中有金石、贝壳类药物者，可用神曲来做成糊丸，以助其消化。

【释名】 关于本品之药名为何名叫"六神曲"？在当前的本草书籍中尚找不到明确的让人信服的证据与说法，笔者认为六神曲是因典故而得其名。

道家认为：天是一大天，人是一小天，人与天地相呼应；天地的"东、南、西、北、上、下"谓之"六合"，也称为"六方"；六方对应人体的"心、肺、肝、肾、脾、胆"六脏；六方与六脏分别由六位神灵来主宰，称为"六神"；六神又称"六兽"，具体指"青龙、白虎、朱雀、玄武、勾陈、腾蛇"六个神兽；六兽的在天之象为"六宿"，六宿在晚上人们可以肉眼看得见，所以中国古人常借用"六宿"或"六神"的名号来分类言其事。

相传，六神曲最初是由汉代名医刘义制成的。当初，刘义妻子发现自家鸡窝里的鸡蛋经常会不翼而飞，他便怀疑是丈夫私下送了人，夫妻俩为此吵了一架。后来刘义便留心观察，结果发现是一条蛇在听见母鸡的鸣叫声后就来偷吃鸡蛋。于是，他决定惩罚一下这个偷蛋贼。他用石灰裹着石子做了几枚假蛋放在鸡窝里，不久，那条蛇爬进鸡窝，将几枚假蛋吞了下去。不一会儿蛇就在地上痛苦地扭动起来，后来，蛇慢慢地爬进草丛里，拼命地吞食苍耳草、辣蓼草和青蒿，接着不断排出粪便和石头，最后竟安然无恙地爬走了。凭着多年的从医经验，刘义知道这几种草药合用后能够消积化石。后来，他就以苍耳草为主药，辅以苦杏仁、赤小豆、鲜青蒿、鲜辣蓼和麦麸皮一起研磨成粉后混合发酵，制成了治疗消化不良的曲剂。因为他用了六味药材来组方，他就借用了"六神"之名来分类言其事，用白虎、朱雀、青龙、腾蛇、玄武和勾陈这六个神兽来分别代表苦杏仁、赤小豆、鲜苍耳草、鲜青蒿、鲜辣蓼和麦麸皮这六味药材；由于该药是曲剂，故取名叫"六神曲"。

后世的医家提倡在每年的农历六月初六来制作六神曲，据说这一天是六神的会聚之日，在这一天制作的六神曲就寓有六神会聚之意，可以图个吉利。

李东垣在《珍珠囊指掌补遗药性赋》中曰："神曲健脾胃，而进饮食。"

歌曰：神曲辛温，健脾调中；消食和胃，脘腹胀闷。

生姜（附：干姜）

【来源】 本品为姜科植物姜的新鲜根茎。

【别名】 姜根、百辣云、因地辛、鲜生姜、姜。

【功用】 解表散寒，温中止呕，化痰止咳。

【释名】 据笔者考证："姜"为当今的简化字，"姜"的繁体字写作"薑"。"薑"与"疆"在从前互为通假字，而"疆"字的古义表示"强"。

本品味辛辣而性温，抵御寒邪的药力很强，故谓之"薑"。今天的简化字将"薑"写成了"姜"。因中医临床使用本品时常用其生鲜品，故取名叫"生姜"。

李东垣在《珍珠囊指掌补遗药性赋》中曰："用发散以生姜。"

歌曰：生姜性温，通畅神明；痰嗽呕吐，开胃极灵。

附：干姜

老姜干燥后称"干姜"。干姜有回阳通脉，温中散寒，温肺化饮的功效。

李东垣在《珍珠囊指掌补遗药性赋》中曰："干姜暖中。"

歌曰：干姜味辛，温中散寒；炮姜逐冷，虚寒尤堪。

生地黄（附：熟地黄）

【来源】 本品为玄参科植物地黄的新鲜或干燥块根。

【别名】 地黄、生地、野地黄、酒壶花、山烟根。

【功用】 鲜地黄：清热生津，凉血，止血。生地黄：清热凉血，养阴生津。

【释名】 本品因其生成于地下，其鲜药材色黄，故名"生地黄"，简称为"生地"或"地黄"。

本品属"四大怀药"之一。据产地的药农讲：生地黄这种药用植物有王者的霸道之气，种一茬后就得歇地三年以上，因为它会把土地里的养分吸收殆尽，如果连茬种其他农作物会导致没有收成，因此药农俗称它为"地皇"。

古时候，生地黄在入药前必须要经过水选法来进行质量分级，次品不入药，但此法现已失传。李时珍在《本草纲目》中记载了该法，时珍曰："……生者以水浸验之。浮者名天黄；半浮半沉者名人黄；沉者名地黄。入药沉者为佳，半沉者次之，浮者不堪。"李时珍在这里说的意思是：以水浮法来为生地黄的商品进行质量分等，浮于水上者称为"天黄"，不可药用；半沉于水者称"人黄"，可作为清热泻火药来使用；沉于水底者才叫作"地黄"，其补肾养阴之功最佳，可用于制造熟地黄。从前，老中医在处方时常写大生地、肥熟地等药名，这是对其药品质量提出的明确要求。

附：熟地黄

熟地黄是生地黄的炮制加工品，简称"熟地"。炮制熟地黄的方法为：取干地黄加 30% 黄酒润透，置蒸器中蒸 8h，焖一夜，次日翻过，晒至八成干，再加黄酒润透又蒸，如此反复蒸 3 次，晒干后的成品呈现出"黑如漆，甜如蜜"的特征，方能称之为"熟地黄"。熟地黄入药能滋阴补血，益精填髓；如此反复蒸晒 9 次者称之为"九地"，滋补之力更胜一筹。

李东垣在《珍珠囊指掌补遗药性赋》中曰："熟地黄补血且疗虚损；生地黄宣血更医眼疮。"

歌曰：生地微寒，能消温热；骨蒸烦劳，养阴凉血。

　　　熟地微温，滋肾补血；益髓填精，乌须黑发。

白芷

【来源】　本品为伞形科植物白芷或杭白芷的干燥根。

【别名】　芷、芳香、泽芬、白茝、香白芷。

【功用】　散风除湿，通窍止痛，消肿排脓。

【释名】　在药名中凡是带有"芷"和"兰"字样的，皆表示其香气，"芷"和"兰"在古汉语中分别指两类香草，成语"芳若芝兰"就是指芳香的就像"芝"和"兰"一样。本品以其药材的性状而命名，因药用其白色的根，气味很芳香，故名"白芷"。

李东垣在《珍珠囊指掌补遗药性赋》中曰："白芷止崩治肿，疗痔漏疮痈。"

歌曰：白芷辛温，前额头痛；风热瘙痒，排脓通用。

白鲜皮

【来源】　本品为芸香科植物白鲜的根皮。

【别名】　北鲜皮、白藓皮、八股牛、山牡丹、羊鲜草。

【功用】　祛风，燥湿，清热，解毒。

【释名】　从文字学角度而言，鱼、羊为"鲜"。中国古人发现在羊汤中加入少量鱼粉后其汤就会变得鲜美无比，故造字者合并鱼、羊二字为一字，以表示其"鲜"。

本品依据其药用部位、气味及颜色而得名叫"白鲜皮"。

李时珍在《本草纲目》中为本品释名曰："鲜者，羊之气也。此草根白色，作羊膻气……"本品药用其根皮，根皮为白色，具有羊膻气样的气味，故名白鲜皮。

李东垣在《珍珠囊指掌补遗药性赋》中曰："白藓皮去风治筋弱，而疗足顽痹。"

歌曰：白鲜皮寒，疥癣疮毒；痹痛发黄，湿热可逐。

白头翁

【来源】 本品为毛茛科植物白头翁的干燥根。

【别名】 野丈人、胡王使者、白头公、奈何草、粉乳草、粉草、白头草、老和尚头、老冠花、老姑草、毫笔花、耗子尾巴花、猫爪子花、老翁花、山棉花根。

【功用】 清热凉血，解毒治痢。

【释名】 本品以药材的性状特征而得"白头翁"之名。

陶弘景在《本草经集注》中为本品释名曰："近根处有白茸，状似白头老翁。"故名。

据笔者观察，白头翁原植物在花落之后所结的果实为长长的白丝，其整个果球形状就好像一个披头散发的白发老翁；如果说本品以果实的形状特点而得其名，其义亦通。

歌曰：白头翁寒，散症逐血；瘿疬疝疝，止痛百节。

白薇

【来源】 本品为萝藦科植物白薇或蔓生白薇的干燥根及根茎。

【别名】 白微、白龙须、白马微、白马尾、白幕、半拉瓢、翅果白。

【功用】 清热凉血，利尿通淋，解毒疗疮。

【释名】 本品以其药材的形状及颜色而得"白微"之药名。

李时珍在《本草纲目》中为本品释名曰："微，细也，其根细而白也。""白微"为萝藦科植物白微或蔓生白微的根状茎，下端簇生多数细长条状根，形如马尾、类白色，故名"白微"。

今人在白微之"微"字上再加"艹"头，误写作"薇"，此乃画蛇添足之举；

这是因为今天的人们不明白本品药名的古义所致。

歌曰：白薇性寒，疗风治疟；人事不知，昏厥堪却。

白蔹

【来源】 本品为葡萄科植物白蔹的干燥块根。

【别名】 山地瓜、野红薯、山葡萄秧、白根、五爪藤。

【功用】 清热解毒，散结止痛，生肌敛疮。

【释名】 "白"言其色，"蔹"言其功用；本品是依其药材的颜色及功用而得"白蔹"之药名。白蔹的切片表面色白，有解毒敛疮之功效，故名"白蔹"。

宋代医家寇宗奭在《本草衍义》中为本品释名曰："白蔹，服饵方少用，惟敛疮方多用之，故名'白蔹'。"

笔者还听说了另外的一种观点："白蔹"即"白脸"也！白蔹色白，不但能清热解毒，散结生肌，外用还能祛痘、祛斑、美白皮肤，中医皮肤科常将白蔹用于女子的美容，能使人的脸变白，故有"白蔹"之名；例如中医的美容名方"七子白散"中就用了白蔹来组方。

本品别名山地瓜、野红薯，这是对其药材形状而言的俗称。

歌曰：白蔹微寒，儿疟惊痫；女阴肿痛，痈疔可啖。

白豆蔻

【来源】 本品为姜科植物白豆蔻的干燥成熟果实。

【别名】 多骨、壳蔻、白蔻、圆豆蔻、扣米、豆蔻。

【功用】 行气暖胃，消食宽中。

【释名】 本品以其药材特征而取名叫"白豆蔻"。

李时珍在《本草纲目》中为本品释名曰："凡物盛多曰蔻。"本品药材形似豆，有白色的外壳，壳内包裹有众多的种子，故名"白豆蔻"。

李东垣在《珍珠囊指掌补遗药性赋》中曰："白豆蔻治冷泻。"

歌曰：白蔻辛温，能祛瘴翳；温中行气，止呕和胃。

白扁豆

【来源】 本品为豆科植物扁豆的干燥成熟种子。

【别名】 火镰扁豆、峨眉豆、扁豆子、茶豆、南扁豆、沿篱豆、羊眼豆、凉衍豆、白藊豆子、膨皮豆、小刀豆、藤豆、眉豆。

【功用】 健脾化湿，和中消暑。

【释名】 本品依其性状取名叫"白扁豆"。因本品属于"豆"类，其色白，其形扁，故名"白扁豆"。

李东垣在《珍珠囊指掌补遗药性赋》中曰："扁豆助脾。"

歌曰：扁豆微温，转筋吐泻；下气和中，酒毒能化。

白胡椒（附：黑胡椒）

【来源】 本品为胡椒科植物胡椒的干燥近成熟或成熟果实。

【别名】 昧履支、披垒、坡洼热、白胡椒。

【功用】 温中散寒，下气消痰。

【释名】 "胡"字在古时候指外族或国外。胡椒因其味辛辣似花椒，原产于外国，故得"白胡椒"之名。

李时珍在《本草纲目》中为本品释名曰："胡椒，因其辛辣似椒，故得椒名，实非椒也。"时珍又曰："胡椒，今南番诸国及交趾、滇南、海南诸地皆有之。"

附：黑胡椒

胡椒在其果实开始变红时剪下果穗，直接晒干或烘干后其果实呈黑褐色，习称"黑胡椒"。如果在果实全部变红时采收，再用水浸数日，擦去外皮，晒干，其果实表面就会呈现灰白色，故习称为"白胡椒"。中医传统认为白胡椒质佳。

李东垣在《珍珠囊指掌补遗药性赋》中曰："胡椒主去痰而除冷。"

歌曰：胡椒味辛，心腹冷痛；下气温中，跌仆堪用。

白术（附：苍术）

【来源】 本品为菊科植物白术的干燥根茎。

【别名】 于术、浙术、如意白术、杨枹蓟、术、山芥、天蓟、山蓟、山姜、山连、山精、乞力伽、冬白术、冬术、种术。

【功用】 健脾益气，燥湿利水，止汗，安胎。

【释名】 "术"为多音字。读"shù"音时其本义指"道路"，其引申义指"技术"。读"zhú"音时因其同音而与"珠"相互为通假字。"珠"的本义指珍珠，其引申义泛指球形或椭圆形的物体。

白术与苍术的原药材外形均有椭球样连续疙瘩状的特征。白术的颜色白，苍术则现"苍茫之色"（注："苍"指灰白色）。白术与苍术皆是以药材的颜色和形状而得其名，其名称中蕴含有药材的鉴别特征。

李时珍在《本草纲目》中为本品释名曰："……扬州之域多种白术，其状如桴，故有杨桴及桴蓟之名，今人谓之吴术是也。桴乃鼓槌之名。古方二术通用，后人始有苍、白之分。"

李东垣在《珍珠囊指掌补遗药性赋》中曰："白术消痰壅、温胃，兼止吐泻。"

歌曰：白术甘温，健脾强胃；止泻除湿，兼祛痰痞。

附：苍术

【来源】 本品为菊科植物茅苍术或北苍术的干燥根茎。

【别名】 赤术、枪头菜、山精、赤术、马蓟、青术、仙术、茅苍术、毛苍术、北苍术、山苍术。

【功用】 燥湿健脾，祛风散寒，明目。

【释名】 苍术之释名请参阅上文中白术释名项。

白术与苍术同为健脾燥湿药，但白术之性偏润，苍术之性偏燥；故补脾强胃多用白术，健脾除湿多用苍术。

李时珍在《本草纲目》中曰："苍术性燥，故以糯米泔浸去其油，切片焙干用，亦有用脂麻同炒，以制其燥者。"

李东垣在《珍珠囊指掌补遗药性赋》中曰："苍术治目盲，燥脾祛湿宜用。"

歌曰：苍术苦温，健脾燥湿；发汗宽中，更去瘴翳。

白及

【来源】 本品为兰科植物白及的干燥块茎。

【别名】 连及草、白根、白给、白鸟儿头、地螺丝、羊角七、千年棕、君求子、白鸡儿、辄口药、利知子、白芨。

【功用】 收敛止血，消肿生肌。

【释名】 本品以鲜药材块茎连续而生的特征而得"白及"之名，其鲜药材的块茎常一串串生长多个，挖出之后其表面的颜色白嫩，故名"白及"。

从甲骨文"及"字的字形来看，从"人"从"手"，表示后面的人赶上来用手抓住前面的人；本义为"追赶上、抓住"。李时珍在《本草纲目》中为本品释名曰："其根白色，连及而生，故曰'白及'。"

吴正中教授到白及的产地考察后撰文说："白及的鲜药材形如鸡头，黄白色，肉质，茎基部有同心环形的叶痕，形似鸡眼，故药农俗称白及的鲜药材为'白鸡娃'或'白鸡'。因'白鸡'与'白及'谐音，由'白鸡'而讹传成了'白及'；又因'芨'与'及'为同音异字，故亦有将"白及"写成"白芨"者。"

李时珍在《本草纲目》中生动地表述了本品的药效，其文曰："按洪迈《夷坚志》曰：台州狱吏悯一大囚。囚感之，因言：'吾七次犯死罪，遭讯拷，肺皆损伤，至于呕血。人传一方，只用白及为末，米饮日服，其效如神。'后，其囚凌迟，刽者剖其胸，见肺间窍穴数十处，皆白及填补，色犹不变也。洪贯之闻其说，赴任洋州，一卒忽苦咯血甚危，用此救之，一日即止也。"

歌曰：白及味苦，功专收敛；肿毒疮痈，外科最善。

白茅根

【来源】 本品为禾本科植物白茅的干燥根茎。

【别名】 茅根、茹根、地菅、地筋、白茅菅、白花茅根、丝茅、万根草、茅草根、地节根、坚草根、甜草根、丝毛草根、寒草根。

【功用】 凉血止血，清热利尿。

【释名】 本品药用白茅的干燥根茎，因白茅的叶子如"矛"，其根牵连而生、色洁白，故名叫"白茅根"。

白茅的叶子如"矛"，白茅的白色花序也很像古代兵器"矛"的形状，本品因药用其茅草的根茎，其根色洁白，故有此名。苏颂在《本草图经》中为本品释名曰："茅根，今处处有之。春生芽，布地如针，俗间谓之茅针，亦可啖，甚益小儿。夏生白花，茸茸然，至秋而枯，其根至洁白，亦甚甘美，六月采根用。"张锡纯在《医学衷中参西录》中曰："白茅根必用鲜者，其效方著。春前秋后剖用之味甘，至生苗盛茂时，味即不甘，用之亦有效验，远胜干者。"

本品生用擅长于清热利尿，处方名"白茅根"。炒炭后处方名"白茅根炭"，擅长于凉血止血。

李东垣在《珍珠囊指掌补遗药性赋》中曰："茅根止血于吐衄。"

歌曰：茅根味甘，通关逐瘀；止吐衄血，客热可去。

白果

【来源】 本品为银杏科植物银杏（又称：白果树、公孙树）的干燥成熟种子。

【别名】 鸭脚子、灵眼、佛指甲、佛指柑、银杏、白果仁。

【功用】 敛肺定喘，止带浊，缩小便。

【释名】 本品因其果实的外表色白而得"白果"之名。

本品的药材形状似小杏而色白，民间俗称为"银杏"；又因其来源是白果树的果实，故药名称"白果"。

歌曰：白果甘苦，喘嗽白浊；点茶压酒，不可多嚼。

白矾（附：枯矾）

【来源】 本品为矿物明矾石经加工提炼而成的结晶；主要成分是含水硫酸铝钾 $[KaAl(SO_4)_2 \cdot 12H_2O]$。

【别名】 明矾、石涅、矾石、羽涅、羽泽、涅石、矾石、理石、白君、雪矾、云母矾、生矾。

【功用】 外用可解毒杀虫，燥湿止痒。内服可止血止泻，祛除风痰。

【释名】 本品以其药材的颜色而命名为"白矾"。

"矾"为形声字，从"石""凡"声。"凡"与"返"以其同音而相互为通假字，"返"的本意为"返回"。

矾石遇水就会融化，逐渐消失不见，但在水干之后则又会返回原形，故曰"矾"。又因其色白，故称为"白矾"。

李时珍在《本草纲目》中为本品释名曰："矾者，燔也，燔石而也。又名白矾。"陶弘景在《名医别录》中谓："炼成纯白名'白矾'……"苏敬在《新修本草》中曰："矾石有五种，青矾、白矾、黄矾、黑矾、降矾。"

总而言之，古人将能完全消融于水、在水干之后又返回原形的矿物统称之为"矾"。"矾"者"返"也！此矿物色白，故名"白矾"。

本品生用时处方名写"白矾"或"明矾",主要用于杀虫、祛痰。

歌曰:(外用)白矾杀虫,燥湿止痒;(内服)止血止泻,除痰退黄。

附:枯矾

白矾煅制后的炮制品称之为"枯矾"。枯矾主要用于收敛、燥湿。

白前

【来源】 本品为萝藦科植物柳叶白前或芫花叶白前的干燥根茎及根。

【别名】 鹅管白前、竹叶白前、芫花叶白前、水杨柳、消结草、乌梗仔、嗽药。

【功用】 降气,消痰,止咳。

【释名】 本品依药材的颜色与味道而得其药名。

本品因其鲜药材色白而味甜,药农俗呼为"白甜"。本品气微,味微甜;生用时称"白前",蜜炙用时称"蜜白前"。文人在书写时以"前"而代"甜"者,是因其谐音也。

关于白前名称的由来,笔者认为是因其归经与药材的颜色而言。"前"是一个方位词,表示其位置在前头。白前又名"嗽药",归肺经,手太阴肺经为十二经脉之首,肺为华盖,居人体五脏六腑的最前方;又因本品的药材颜色白,故名叫"白前"。该药名所表达的意思是"颜色白、入肺经"。

歌曰:白前微温,降气下痰;咳嗽喘满,服之皆安。

白附子

【来源】 本品为天南星科多年生草本植物独角莲的块茎。

【别名】 滴水参、野芋、禹白附、疔毒豆、芋叶半夏。

【功用】 祛风痰,通经络,解毒镇痛。

【释名】 本品因原药材形状像附子,其色白,故取名叫"白附子"。

李时珍在《本草纲目》中为本品释名曰:"白附子乃阳明经药,因与附子相似,故得此名。"

本品主产于陕西、河南等地,从前的集散地主要是河南禹县,故又得名叫"禹白附"。本品1~2年生的植株仅有叶1枚,初生时旋卷呈尖角状,故又有"独角莲"之称。

本品有毒，内服时宜用其炮制品，处方名"制白附子"。

李东垣在《珍珠囊指掌补遗药性赋》中曰："白附子去面风之游走。"

歌曰：白附辛温，可疗面瘫；血痹风疮，卒中风痰。

石膏

【来源】 本品为硫酸盐类矿物硬石膏族石膏，主要成分为含水硫酸钙。

【别名】 大石膏、玉大石、白虎、冰石、细理石、寒水石、含水硫酸钙。

【功用】 清热泻火，除烦止渴。

【释名】 本品以其药材的形状而命名，其药材为矿石、色白而固密、色泽光亮如脂膏，故取名叫"石膏"。

中医素有"热不过附子，寒不过石膏"之说。石膏的药用分为生石膏和熟石膏。生石膏具有清热泻火、除烦止渴的功效，内服量为15~60g，先煎。熟石膏也称"煅石膏"，即用火煅制之后的石膏，具有敛疮、生肌和收湿、止血的功效，仅供外用，不可内服！如果误服则会形成胃肠结石。

李东垣在《珍珠囊指掌补遗药性赋》中曰："石膏堕头疼，解肌而消烦渴。"

歌曰：石膏大寒，能泻胃火；发渴头疼，解肌立妥。

石韦

【来源】 本品为水龙骨科植物庐山石韦、石韦或有柄石韦的干燥叶。

【别名】 小石韦、飞刀剑、石皮、石剑、石兰、金茶匙、石樜、石苇、金星草、生扯拢、虹霓剑草、金汤匙、石背柳。

【功用】 利尿通淋，清热止血。

【释名】 本品以原植物生长环境及叶片的特征而取名叫"石韦"。

"韦"字的本义指熟牛皮，例如成语"韦编三绝"所表达的意思是"串编木简书的牛皮绳被磨断了多次"。本品原植物喜生于潮湿的石头之上，其叶片呈革质状，如同熟牛皮。本品药用其叶片，故名"石韦"。

陶弘景在《名医别录》中为本品释名曰："蔓延石上，生叶如皮，故名石韦。"李时珍在《本草纲目》中曰："柔皮曰韦，亦皮也。"李东垣在《珍珠囊指掌补遗药性赋》中曰："茅根止血与吐衄；石苇通淋于小肠。"

歌曰：石韦味苦，通利膀胱；遗尿或淋，发背疮痈。

石见穿

【来源】 本品为唇形科植物紫参的干燥全草。

【别名】 石打穿、月下红、小红参、紫丹花。

【功用】 清热解毒，活血镇痛。

【释名】 本品有很好的活血、解毒、滚咽隔之痰的功用，古人依其功用的寓意而取名叫"石见穿"。

石见穿又名华鼠尾草、活血草、石打穿。

蒋仪在《药镜·拾遗赋》中曰："滚咽膈之痰，平翻胃之哕，石打穿识得者谁？注：噎膈翻胃，从来医者病者，群相畏惧，以为不治之症，余得此剂，十投九效。乃作歌以志之；歌曰：谁人识得石打穿，绿叶深纹锯齿边；阔不盈寸长更倍，圆茎枝抱起相连；秋发黄花细瓣五，结实扁小针刺攒；宿根生本三尺许，子发春苗随弟肩；大叶中间夹小叶，层层对比相新鲜；味苦辛平入肺脏，穿肠穿胃能攻坚；采掇茎叶捣汁用，蔗浆白酒佐使全；噎膈饮之痰立化，津咽平复功最先。"

石决明

【来源】 本品为鲍科动物杂色鲍（光底海决）、皱纹盘鲍（毛底海决）、羊鲍（大海决）、澳洲鲍、耳鲍或白鲍的贝壳。

【别名】 鲍鱼壳、九孔螺、决明千里光、九孔石决明。

【功用】 平肝潜阳，清肝明目。

【释名】 本品依该动物的生长环境及药效而取名叫"石决明"。

陈存仁在《中国药学大辞典》中曰："本品附石而生，功能去翳明目，故名。"李时珍在《本草纲目》中为本品释名曰："决明千里光，以功名也；'九孔螺'，以形名也。"

杂色鲍，习称"光底石决明""光底海决"。澳洲鲍习称"大石决明""大海决"。张锡纯在《医学衷中参西录》中为本品释名曰："单片附石生。因其功善明目，故名石决明。"

中医传统认为本品边上有九孔者为质佳，故又有"九孔石决明"或"九孔决明"之称谓。本品打碎生用时称"石决明"，煅制后称"煅石决明"。

歌曰：石决明咸凉，清肝治目盲；潜阳镇眩晕，失眠惊悸良。

石菖蒲

【来源】 本品为天南星科植物石菖蒲的干燥根茎。

【别名】 昌本、菖蒲、昌阳、昌草、水剑草、苦菖蒲、山菖蒲、溪菖、石蜈蚣、香草。

【功用】 化湿开胃，开窍豁痰，醒神益智。

【释名】 本品以原植物的生境及其生长特征而取名叫"石菖蒲"。该植物喜生于山涧浅水石上或溪流旁的岩石缝中，茎叶繁盛，故有"石菖蒲"之名。

李时珍在《本草纲目》中为本品释名曰："菖蒲，乃蒲类之昌盛者，故曰'菖蒲'。又《吕氏春秋》曰；冬至后五十七日，菖始生。菖者百草之先生者，于是始耕，则菖蒲……又取此义也。"

李东垣在《珍珠囊指掌补遗药性赋》中曰："菖蒲开心气，散冷，更治耳聋。"

歌曰：菖蒲性温，开心利窍；去痹除风，出声至妙。

石斛

【来源】 本品为兰科植物环草石斛、马鞭石斛、黄草石斛、铁皮石斛或金钗石斛的茎。

【别名】 林兰、禁生、杜兰、石蓬、悬竹、千年竹。

【功效】 生津益胃，滋阴清热，润肺益肾，明目，强腰。

【释名】 本品以其鲜药材的生境及药力而命名为"石斛"。

"石"即石头也。"斛"是我国古代的一种量器，亦是容量单位，一斛为十斗。许慎在《说文解字》中曰："'斛'，十斗也。从'斗'，'角'声。"《前汉·律历志》曰："斛者，角斗平多少之量也。"

石斛常附石而生，其补益的功效极佳，相当于其他补药的十倍，故取名叫"石斛"。

本品的茎呈黄绿色，上部稍扁平，俗称"扁草"。李时珍在《本草纲目》中为本品释名曰："其茎状如金钗之股，故古有'金钗石斛'之称。"同属植物美花石斛（环草石斛）、束花石斛（黄草石斛）、铁皮石斛、铜皮石斛（细茎石斛）黄花石斛（罗河石斛）、广东石斛或霍山石斛等同科植物的茎均可供药用，其药材商品统称之为"黄草石斛"，但应与金钗石斛区别使用。

石斛是中国古人推崇的"十大仙草"之一，补虚养阴、生津止渴的功效极佳，以鲜用为最好。

李东垣在《珍珠囊指掌补遗药性赋》中曰："石斛平胃气而补肾虚，更医脚弱。"

歌曰：石斛味甘，却惊定志；壮骨补虚，善驱冷痹。

石榴皮

【来源】 本品为石榴科植物石榴的干燥果皮。

【别名】 石榴壳、安石榴、酸实壳、酸石榴皮、酸榴皮、西榴皮。

【功效】 涩肠止泻，止血，驱虫。

【释名】 本品以其药用部位而得"石榴皮"之名。

李时珍在《本草纲目》中为本品释名曰："榴者，瘤也；丹实垂垂如赘瘤也。《博物志》曰：汉张骞出使西域，得涂林安石国榴种以归，故名'安石榴'。又按：《齐民要术》曰：凡植榴者须安僵石、枯骨于根下，即花、实繁茂；则'安石'之名义或取此也。"

歌曰：石榴皮酸，能禁精漏；止痢涩肠，染须尤妙。

龙胆

【来源】 本品为龙胆科植物龙胆或三花龙胆的根及根茎。

【别名】 草龙胆、龙胆草、苦龙胆草、地胆草、胆草、山龙胆。

【功用】 泻肝胆实火，除下焦湿热。

【释名】 本品是依其原植物的叶片形状及味道而得"龙胆"之名。

李时珍在《本草纲目》中为本品释名曰："叶似龙葵，味苦如胆，因以为名。"《全国中草药手册》中收载的龙胆草为全草，而《中华人民共和国药典》规定本品的入药部位是其根与根茎，为避免与全草入药的"龙胆草"相混淆，新版药典现以"龙胆"为药名收载本品。

歌曰：龙胆苦寒，疗眼赤疼；下焦湿肿，肝经热烦。

龙骨（附：龙齿）

【来源】 本品为古代大型哺乳动物如象类、犀牛类、三趾马等骨骼的化石。

【别名】 陆虎遗生、那伽骨、生龙骨、煅龙骨、五花龙骨、青龙骨、花龙骨、白龙骨、土龙骨。

【功用】 镇惊安神，平肝潜阳，敛汗涩精、生肌敛疮。

【释名】 笔者经过考证研究后认为："龙骨"之药名是古人对本品的一种指代性称谓。指代性称谓在汉语言中的应用非常普遍，例如：我们常说"去买点东西"这句话。"东"和"西"本来都是方位词，但用在这句话中就能指代其物品。

由于历史条件所限，古人对本品的来源一时搞不清楚。古人发现本品是从地下深层泥土中挖出来的矿产，但它又不像普通的矿石，它像动物的骨头而又不同于普通的骨头，用它入药时在临床上有很好的疗效，医生在书写处方时又不能没有其药名，所以古人就借用了"龙"这个神话中的虚拟动物来作为其指代性的称谓。今天，我们通过全世界许多科学家的考古研究，才搞明白本品的来源为地球在远古时期的象类、犀牛类、三趾马等大型哺乳动物的骨骼化石，但古人传下来的"龙骨"这个药名却一直为中医世代所沿用，至今未变。

笔者认为古人所起的"龙骨"这个药名还有其鉴别方面的意义，因为"龙"是神话中的动物，龙的骨头与普通动物的骨头肯定是不会相同的。"龙骨"之药名提示我们：绝不能将从浅土层中挖出来的未矿化的普通动物骨头当作龙骨来入药。

本品的原药材按其性状分为"五花龙骨"与"龙骨"两种。五花龙骨表面牙白色，夹有蓝灰色及棕红色花纹，深浅粗细不同，略似大理石的条纹。龙骨形似兽骨而较粗大，大小不一，表面灰白色或黄白色，断面可见矿物盐凝结的细小晶体。

中医传统认为五花龙骨的质量最佳。中医在处方用药时，镇惊安神就选用生龙骨，收敛生肌则选用煅龙骨。

李东垣在《珍珠囊指掌补遗药性赋》中曰："龙骨止汗定喘，更治血崩。"

歌曰：龙骨甘平涩，镇惊安神魄；潜阳治眩晕，固涩止滑泄。

附：龙齿

从龙骨药材中挑选出来的牙齿化石称为"龙齿"，属名贵药材，其宁心安神之力胜于龙骨。

李东垣在《珍珠囊指掌补遗药性赋》中曰："用龙齿以安魂。"

歌曰：龙齿性凉，镇心安神；睡卧不宁，不眠多梦。

龙眼肉

【来源】 本品为无患子科植物龙眼的假种皮。夏、秋二季采收成熟果实，干燥，除去壳、核，晒至干爽不黏。

【别名】 龙目、桂圆肉、龙眼、益智、比目、荔枝奴、亚荔枝、木弹、骊珠、燕卵、鲛泪、圆眼、蜜脾、桂圆、元眼肉、龙眼干。

【功用】 补益心脾，养血安神。

【释名】 本品是一种水果假种皮的干燥品，其形状和颜色就像古代神话动物中"龙"的眼睛，其质地柔韧细腻呈肉质状，所以古代医家就依其该药材的形状及其寓意而取名叫"龙眼肉"。

李时珍在《本草纲目》中为本品释名曰："龙眼、龙目，像形也。"

歌曰：龙眼肉甘温，补虚益心脾；养血并安神，强壮益智力。

玄参

【来源】 本品为玄参科植物玄参的干燥根。

【别名】 元参、乌元参、黑参、黑玄参、野脂麻、山当归、水萝卜。

【功用】 凉血滋阴，泻火解毒。

【释名】 本品之茎微似人参，而药用其根，根色玄黑，故名"玄参"。本品因药材的形状与颜色而得其名。

李时珍在《本草纲目》中为本品释名曰："玄，黑色也。"陶弘景在《名医别录》为本品释名曰："其茎微似人参，故得参名。"

本品在古代本草著作中记载的药名叫"玄参"。在清朝时，因避康熙皇帝（玄烨）之讳，故改"玄"为"元"，而得"元参"之药名。清亡之后，本品又恢复了"玄参"之原名。

李东垣在《珍珠囊指掌补遗药性赋》中曰："玄参治结热毒痈，清利咽隔。"

歌曰：玄参苦寒，清无根火；消肿骨蒸，补肾亦可。

半边莲

【来源】 本品为桔梗科植物半边莲的干燥全草。

【别名】 急解索、细米草、蛇舌草、半边花、水仙花草、镰么仔草。

【功用】 利尿消肿，清热解毒。

【释名】 本品因原植物花朵的生长特点而得其名。半边莲的小花像其莲花，但却只有半边有其花瓣，故得"半边莲"之名。

李时珍在《本草纲目》中为本品释名曰："秋开小花，淡红紫色，止有半边，如莲花状，故名。"李时珍在此所言的"止有"是"只有"的意思。

在甘肃陇南民间流传有一首关于本品的谚语云："谁人识得半边莲？夜半可与毒蛇眠。"

歌曰：半边莲辛，能解蛇毒；痰喘能平，腹水可逐。

半枝莲

【来源】 本品为唇形科植物半枝莲的干燥全草。

【别名】 并头草、狭叶韩信草、牙刷草、四方马兰。

【功用】 清热解毒，化瘀利尿。

【释名】 本品因原植物花序的特殊排列方式而得其名。该植物的花朵较小，状似莲花；花对生，在其茎枝的上部偏向一侧排列，看上去只有半枝有花，而不是完整的一枝花，故有"半枝莲"之名。

歌曰：半枝莲寒，清热除疳；解毒消肿，散瘀止血。

半夏

【来源】 本品为天南星科植物半夏的干燥块茎。

【别名】 三叶半夏、三叶老、三步跳、燕子尾、水玉、地文、羊眼半夏、地珠半夏、麻芋果、泛石子、老和尚头、地巴豆、地雷公、狗芋头。

【功用】 燥湿化痰，降逆止呕，消痞散结。

【释名】 本品依其鲜药材的采收时节而得"半夏"之名。

李时珍在《本草纲目》中为本品释名曰："礼记月令：五月半夏生，盖当夏之半也，故名。"半夏的块茎在仲夏时节（农历五月）长成，这时是采收半夏鲜药的最佳时间，农历的五月刚好是夏天过了一半，故名曰"半夏"。

半夏的炮制品较多，有生半夏、清半夏、姜半夏、法半夏和半夏曲 5 种规格。由于加工炮制方法的不同及炮制辅料的不同，其炮制品的性能、功效、药理作用也各不相同，现分述如下：

（1）半夏：生品有毒，能戟人咽喉、使人呕吐，使咽喉肿痛、失音，生半夏一般不宜内服，多作外用，但可随方入煎剂使用，而不宜入丸散剂中使用。半夏生用以化痰止咳，消肿散结为主，多用于疮痈肿毒，湿痰咳嗽等症。

（2）清半夏：生半夏经白矾水浸漂或煮后的饮片叫清半夏。清半夏长于化痰，以燥湿化痰为主，用于湿痰咳嗽，痰热内结，风痰吐逆，痰涎凝聚，咯吐不出等症。

（3）姜半夏：本品是用生姜、白矾炮制之后的饮片。姜半夏善于止呕；以温中化痰，降逆止呕为主，用于痰饮呕吐、胃脘痞满、喉痹、瘰疬等症。

（4）法半夏：本品用甘草、石灰水制后的饮片。法半夏偏于祛寒痰，同时具有调脾和胃的作用，用于寒痰、湿痰、胃有痰浊不得卧等症；多用于中药成方制剂之中。

（5）半夏曲：本品是用半夏加面粉、姜汁等经发酵制成的曲剂；能化痰止咳、消食宽中；主治泄泻、咳嗽等症。

李东垣在《珍珠囊指掌补遗药性赋》中曰："木香理乎气滞，半夏主于湿痰。"

歌曰：半夏味辛，健脾燥湿；痰厥头疼，嗽呕妙用。

丝瓜络

【来源】 本品为葫芦科植物丝瓜干燥成熟果实的维管束。

【别名】 天萝筋、丝瓜网、瓜络、絮瓜瓤、天罗线、丝瓜筋、千层楼、丝瓜布。

【功用】 通经活络，清热化痰。

【释名】 本品为丝瓜里面的网状纤维，因其纤维"筋丝络织"呈网状，故得"丝瓜络"之名。

本品除药用外，还可用来刷锅洗碗，民间俗称"抹布瓜"。中医传统认为"络"能入络，中医在临床上常用本品来疏通经络。

歌曰：丝瓜络甘，通络行经；解毒凉血，疮肿可平。

玉米须

【来源】　本品为禾本科植物玉米的花柱和柱头。

【别名】　玉蜀黍须、蜀黍须、包谷须、玉麦须、玉蜀黍蕊、棒子毛。

【功用】　利尿消肿。

【释名】　本品依药材的象形而取名叫"玉米须"。因为该药材来源于玉米的花柱和柱头，其花柱和柱头呈长丝线状，在其果实的顶端呈瀑布状下坠，其形状就像老人下坠的胡须，故名"玉米须"。

歌曰：玉米须平，利尿消肿；止泻养胃，泡茶可饮。

玉竹

【来源】　本品为百合科植物玉竹的干燥根茎。

【别名】　葳蕤、玉参、尾参、铃当菜、小笔管菜、甜草根、靠山竹。

【功用】　养阴润燥，生津止渴。

【释名】　本品以其鲜药材的特征而取名叫"玉竹"。

高世栻在《医学真传》中为本品释名曰："其色白如玉，根节如竹也。"本品如玉石般的洁白，其根茎上具有竹子样的环节，故得"玉竹"之名。

歌曰：玉竹甘平，走肝脾经；养阴润燥、止渴生津。

仙茅

【来源】　本品为石蒜科植物仙茅的干燥根茎。

【别名】　仙茅参、独茅根、婆罗门参、独脚仙茅、黄茅参、独脚黄茅、山兰花、千年棕、尖刀草。

【功用】　补肾阳，强筋骨，祛寒湿。

【释名】　本品以其原植物叶子的形状及其功用而得"仙茅参"之名，简称"仙茅"。本品的叶似"矛"，人久服轻身，飘飘欲仙，故有其名。

苏颂在《图经本草》中为本品释名曰："始因西域婆罗门僧航方于唐玄宗，故今江南呼为婆罗门参，言其功补如人参也。"李珣在《海药本草》中为本品释名曰："因其叶似茅，久服轻身，故名仙茅。"李东垣在《珍珠囊指掌补遗药性赋》中曰："仙茅益肾，扶元气虚弱之衰。"

歌曰：仙茅味辛，腰足挛痹；虚损劳伤，阳道兴起。

仙鹤草（附：龙芽草）

【来源】 本品为蔷薇科植物龙芽草的全草。

【别名】 脱力草、狼牙草、龙芽草。

【功用】 收敛止血，截疟，止痢，解毒，补虚。

【释名】 关于本品的药名由来，有如下两种观点：

（1）源于民间传说。据民间传说，在很久很久以前，长江上有个小洲叫鹦鹉洲，洲上有座小楼，楼内住着一位老人，老人很善良，懂医道，免费给人们看病，深受四方乡邻的敬重。有一次，老人遇见一只折断了腿的黄鹤，见其血流不止，就马上用此草为它疗伤，后来黄鹤康复了，就与老人相伴不离。再后来，人们发现老人和黄鹤都不见了，只留下空空一座木楼。有人说曾经远远地看见老人乘着黄鹤飞往天上去了。后来，乡亲们就把老人住过的楼称之为"黄鹤楼"，把老人给黄鹤疗伤的药草就叫作"仙鹤草"。又过了很多年，唐代有个叫崔颢的诗人游历到此，听到了这个传说，便诗兴大发，留下了千古名篇《黄鹤楼》，其文曰：

> 昔人已乘黄鹤去，此地空余黄鹤楼。
>
> 黄鹤一去不复返，白云千载空悠悠。
>
> 晴川历历汉阳树，芳草萋萋鹦鹉洲。
>
> 日暮乡关何处是？烟波江上使人愁。

（2）笔者认为以上神话传说尚不足为凭。笔者亲眼所见仙鹤草原植物的形态十分优美，仙鹤草之药名应当是古人赞美其原植物形态的比拟性称谓。

笔者年轻时经常采割野生的仙鹤草来换钱，所以对其印象深刻。该草是多年生草本植物，常呈群落式分布，株高达1m以上，枝叶舒展，亭亭玉立；奇数羽状的复叶互生，犹如仙鹤之羽毛，总状花序生于茎顶，开黄色的小花，整个植株的形态十分优美，微风一吹，就会随风起舞，犹如一群仙鹤在嬉戏，故以"仙鹤草"为名来称呼其鲜草既形象生动又切合实际。

歌曰：仙鹤草平，消积杀虫；脱力劳伤，截疟止血。

附：龙芽草

仙鹤草的初生嫩芽干燥后入药称为"龙芽草"或"鹤草芽"。磨粉内服能治绦虫、寸白虫（蛲虫）、阴道滴虫等病，对蛔虫、血吸虫、疟原虫、囊虫等亦有抑杀作用。成人每日用量为 12g。

艾叶（附：艾柱、艾条）

【来源】 本品为菊科植物艾的干燥叶。

【别名】 艾、冰台、艾蒿、医草、灸草、蕲艾、黄草、家艾、甜艾、艾蓬、香艾、野莲头、阿及艾。

【功用】 理气血，逐寒湿，温经，止血，安胎。

【释名】 本品依中医传统药用其陈旧品的临床经验而得"艾"名。

"艾"的本义指"老年"，是中国古代对老年男人的敬称。儒家经典《礼记·曲礼上》曰："人生十年曰幼，学。二十曰弱冠。三十曰壮，有室。四十曰强，而仕。五十曰艾，服官政。六十曰耆，指使。七十曰老，而传。八十、九十曰耄，七年曰悼，悼与耄虽有罪，不加刑焉。百年曰期颐。大夫七十而致事。"中国古代经学大师郑玄著《礼记注》曰："艾，老也。"

艾叶属于中药的"六陈药"之一。中医传统经验认为，艾叶药用时以存放陈旧者为良。元代著名脾胃学家李东垣所著的《药性赋》中有歌曰："枳壳陈皮半夏齐，麻黄狼毒及吴萸，六般之药宜陈久，入药方知奏功奇。"鲜艾叶的气味辛烈，存放三年以后则烈性大减，药用时则温而不火，能治病而不伤其人；这就如同一个老男人，性情不瘟不火，而又不失阳刚之气，正好能担当大任。因《礼记》中有男人"五十曰"艾"，服官政"的经典论述，故本品取名"艾"。本品名"艾"的意思是告诉人们要用其陈旧之品。

李时珍在《本草纲目》中的艾篇里又说："蕲艾自明成化以来，为天下所重，先君月池子讳言闻，尝著《蕲艾传》一卷。有赞曰：'产于山阳，采以端午。治病灸疾，功非小补。'又宗懔《荆楚岁时记》曰：'五月五日鸡未鸣时，采艾似形者揽而取之，收以灸病甚验。是日采艾为人，悬于户上，可禳毒气。'"蕲艾为艾草中之佼佼者，已有五百余年之栽种和使用历史。在这漫长的岁月中，端阳节在其户上挂艾草这一民俗至今在全国各地广为流传，然以李时珍的故里蕲春尤盛，据该县李时珍医院陈棣生《诊余话蕲艾》一文介绍说："……蕲春人民对艾极为信赖，艾是家庭必备之良药，并有'家藏三年艾，郎中不用来'的民谚；故在每年端午节家家采艾，并将鲜艾数株悬挂在门、窗两侧，男人胸前、女人头上都要佩戴几片鲜艾叶，说是'艾旗招福'。"这实际上是对蕲艾防病治病效果的一种神化，正因为如此，蕲春人在婴儿离母体第三天要洗一次艾汤澡，并将艾绒少许敷在囟门和肚脐上，据说可以预防感冒鼻塞和受寒腹痛。产妇三天和满月，都要进行一次艾汤温浴，用以消毒辟秽，温运气血，可预防产后体弱受病。

李东垣在《珍珠囊指掌补遗药性赋》中曰："艾叶治崩漏，安胎而医痢红。"

歌曰：艾叶温平，温经散寒；漏血安胎，心痛即安。

附：艾柱、艾条

将陈艾叶搓成艾绒，再加工成锥形或圆柱形的物体，称为"艾柱"或"艾条"，用于在人体的经络穴位上施灸治病，这是中医的特色和传家宝。

艾片［附1：天然冰片（右旋龙脑），附2：冰片（合成龙脑）］

【来源】 本品为菊科植物艾纳香的新鲜叶经提取加工制成的结晶。本品为白色半透明片状、块状或颗粒状结晶，质稍硬而脆，手捻不易碎。具清香气，味辛、凉，具挥发性，点燃时有黑烟，火焰呈黄色，无残迹遗留。本品在乙醇、三氯甲烷或乙醚中易溶，在水中几乎不溶。熔点应为201~205℃。

【别名】 片脑、橘片、龙脑香、梅花冰片、羯布罗香、梅花脑、冰片脑、梅冰。

【功用】 开窍醒神，清热止痛。

【释名】 本品以药材的性状而得"冰片"之名，因该药材晶莹剔透如冰，呈片状，故名"冰片"。

李时珍在《本草纲目》中为本品释名曰："以白莹如冰，及作梅花片者良。"本品呈薄片状，形如梅花瓣，故有"梅花冰片"之称；由于本品是菊科植物艾纳香的新鲜叶经提取加工制成的结晶，故又称之为"艾片"。

据笔者考证：当前在药材市场上叫"冰片"的商品有三种：

第一种是从菊科植物艾纳香中提取的结晶物，其法定名称叫"艾片（左旋龙脑）"。

第二种是用樟科植物樟树的新鲜枝、叶经提取加工而制成的白色结晶粉末或片状结晶，法定名称叫"天然冰片（右旋龙脑）"。

第三种是用松节油等物质利用机器人工制成的合成龙脑，习称"机制冰片"，现在的法定名称叫"冰片"。

第二种和第三种的信息详见"附1：天然冰片（右旋龙脑）"和"附2：冰片

（合成龙脑）"项。

附1：天然冰片（右旋龙脑）

【来源】 本品为樟科植物樟的新鲜枝、叶经提取加工制成。本品为白色结晶性粉末或片状结晶。气清香，味辛、凉。具挥发性，点燃时有浓烟，火焰呈黄色。本品在乙醇、三氯甲烷或乙醚中易溶，在水中几乎不溶。熔点为204~209℃。

【别名】 冰片、龙脑香、冰片脑。

【功用】 开窍醒神，清热止痛。

【释名】 本品为后世开发的艾片替代品，因其来源于天然植物（樟科植物樟的新鲜枝、叶经提取加工制成），其性状和功用又与艾片类同，为了与艾片相区别，故将法定名称确定为"天然冰片"，但民间仍俗称"冰片"。

附2：冰片（合成龙脑）

【来源】 本品是人工用化学方法合成的物质，为无色透明或白色半透明的片状松脆结晶；气清香，味辛、凉；具挥发性，点燃发生浓烟，并有带光的火焰。本品在乙醇、氯仿或乙醚中易溶，在水中几乎不溶。熔点为205~210℃。

【别名】 人工冰片、合成冰片、机片。

【功用】 开窍醒神，清热止痛。

【释名】 冰片之药名在古代本草著作中是指其"艾片"而言。由于艾片物稀价高，不能满足医药市场的需求，故后世相继开发出了"天然冰片"和"合成冰片"等代用品。因本品的性状和功用与艾片和天然冰片略同，但其来源为化学合成品，为了与上述品种相区别，故当前的法定名称叫"冰片"。

歌曰：冰片味辛，目痛窍闭；狂躁妄语，清热良剂。

代赭石

【来源】 本品为氧化物类矿物刚玉族赤铁矿，主含三氧化二铁（Fe_2O_3）。采挖后，除去杂石。

【别名】 赤土、丁头代赭、血师、紫朱、赭石、土朱、铁朱、钉头赭石、钉赭石、赤赭石、红石头、代赭。

【功用】 平肝镇逆，凉血止血。

【释名】 本品赭红色，古时候主产于代郡（即今天的山西省代县），故取名"代赭石"。

57

李时珍在《本草纲目》中为本品释名曰:"赭,赤色也。代,即雁门也。今俗呼为土朱、铁朱。《管子》云:山上有赭,其下有铁。铁朱之名或缘此,不独因其形色也。"(注:"雁门"古称为"代郡")

代赭石的药材断面不平坦,一面有乳头状的突起如钉头,故又有"钉头赭石"之称。本品生用称"代赭石",火煅醋淬后称"醋代赭石"。

李东垣在《珍珠囊指掌补遗药性赋》中曰:"代赭乃镇肝之剂。"

歌曰:代赭石寒,下胎崩带;儿疳泻痢,惊痫呕噫。

甘草

【来源】 本品为豆科植物甘草、胀果甘草或光果甘草的干燥根。

【别名】 美草、蜜甘、蜜草、蕗草、国老、灵通、粉草、甜草、甜根子、棒草。

【功用】 补脾益气,清热解毒,祛痰止咳,缓急止痛,调和诸药。

【释名】 本品因其味道而得"甘草"之名。甘者,甜也!本品因其味道很甜,故取名叫"甘草"。甘草具有调和诸药的作用,所以在古代雅称其为"国老"。

李东垣在《珍珠囊指掌补遗药性赋》中曰:"甘草和诸药而解百毒,盖以性平。"

歌曰:甘草甘温,调和诸药;炙则温中,生则泻火。

甘松

【来源】 本品为败酱科植物甘松的干燥根及根茎。

【别名】 香松、甘松香。

【功用】 理气止痛,开郁醒脾;外用祛湿消肿。内服用于治疗脘腹胀满,食欲不振,呕吐;外用可治疗牙痛,脚气,肿毒。

【释名】 甘松性温,味甘、辛。归脾经、胃经。本品名称中的"甘"字是言其有甜味;"松"字是言其具有松树样的香气。本品的全株都有强烈的松脂样香气,故在民间俗称为"甘松香",简称"甘松"。

黄宫绣在《本草求真》中曰:"甘松虽有类山柰,但山柰气多辛窜,此则甘多于辛,故书载能入脾开郁也。"

本品的成人每日内服量为3~6g。外用适量,泡汤漱口或煎汤洗脚或研末敷患处。

李东垣在《珍珠囊指掌补遗药性赋》中曰："甘松理风气而痛止。"

歌曰：甘松味香，善除恶气；治体香肌，心腹痛已。

甘遂

【来源】 本品为大戟科植物甘遂的干燥块根。春季开花前或秋末茎叶枯萎后采挖，撞去外皮，晒干。

【别名】 主田、重泽、甘藁、陵藁、甘泽、苦泽、白泽、鬼丑、陵泽、猫儿眼、化骨丹、肿手花、萱根子。

【功用】 泻水逐饮，消肿散结。

【释名】 甘遂味苦、甘，性寒。本品名称中的"甘"字是言其味，"遂"字是言其功用；本品是以其味甘和通利水道的功用而取名叫"甘遂"。

"甘"者"甜"也，此药有甜味。"遂"为形声字，从"辵"（chuò）、"㒸"（suì）声。"遂"作为名词使用时可以表达两种意思：①指田间排水的小沟，例如《周礼·地官·遂人》中曰："凡野，夫间有遂，遂上有径。"②指水道，例如《荀子·大略》中曰："迷者不问路，溺者不问遂（注：指可以涉水而过的路）；亡人好渡。"总而言之，"遂"作名词使用时均是指其水路。甘遂为行水要药，主治身体浮肿、腹胀、囊肿、攻决痰水，利大小便。张志聪在《本草崇原》中为本品释名曰："土气不和则大腹，隧道不利则疝瘕。大腹则腹满，由于土不胜水，外则面目浮肿，内则留饮宿食，甘遂治之，泄土气也。为疝为瘕，则症坚积聚，甘遂破之，行隧道也。水道利则水气散，谷道利则宿积除，甘遂行水气而通宿积，故利水谷道。"

本品有毒，炮制后多入丸散中用，成人每日可用醋甘遂 0.5~1.5g。外用适量，生用。本品反甘草，不宜与甘草同用。本品孕妇禁用！

歌曰：甘遂性寒，消肿散结；留饮结胸，行水通便。

冬虫夏草

【来源】 本品为麦角菌科真菌冬虫夏草菌寄生在蝙蝠蛾科昆虫幼虫上的子座（子实体）及幼虫尸体的干燥复合体。

【别名】 冬虫草、中华虫草、藏虫草、虫草、软黄金。

【功用】 补肾益肺，止血化痰。

【释名】 本品以其药材生成的特殊性而得"冬虫夏草"之名。

本品主产于青藏高原。从前，当地的牧民发现：这个生物在秋冬季节是地下活动的虫子，但在隔年的春夏季节却从其头部长出了一根"草"钻出地面，故习称"冬虫夏草"。

现代通过科学研究已搞清楚本品的虫体是蝙蝠蛾科昆虫的幼虫，在冬天，幼虫感染了冬虫夏草菌，其菌丝侵入虫体后吸取养分而增殖，致使幼虫全体充满菌丝而死亡。在夏季时，在虫体的头部生长出来真菌子座并透出地表，其形状就像一根草，实际上这并不是真正的草，而是其真菌的子座。

冬虫夏草是传统名贵药材，民间俗称其为"软黄金"。本品有补肾壮阳，补肺平喘，提高机体免疫力的功效。

歌曰：冬虫夏草，味甘性温；虚劳咳血，阳痿遗精。

冬瓜皮（附：冬瓜子）

【来源】 本品为葫芦科植物冬瓜的干燥外层果皮。

【别名】 白瓜皮、白东瓜皮。

【功用】 利尿消肿。

【释名】 本品以其果实的成熟季节而得"冬瓜皮"之名。

李时珍在《本草纲目》中曰："冬瓜，以其冬熟也。"冬瓜在古时亦写为"东瓜"，中国民间有神话传说云：上古时，神农氏授万民以"东瓜、南瓜、西瓜、北瓜"四瓜作为其食物，不曾料到在唐朝时有个叫刘全的人把北瓜作为礼品送给了阎罗王，从此北瓜变成了阴曹地府的东西，人间便没有北瓜了。本品以冬瓜的外皮入药，故取名叫"冬瓜皮"。皮能治皮，中医传统用本品治疗皮肤水肿等症。

歌曰：冬瓜甘寒，清热化湿；利尿通淋，皮肤水肿。

附：冬瓜子

【来源】 本品为葫芦科植物冬瓜的干燥种子。

【别名】 白瓜子、瓜子、瓜瓣、冬瓜仁、瓜犀。

【功用】 清肺化痰，消痈排脓，利湿。

【释名】 本品因药用其冬瓜的种子，故名"冬瓜子"。

李东垣在《珍珠囊指掌补遗药性赋》中曰："冬瓜仁醒脾，实为饮食之资。"

歌曰：冬瓜子寒，利湿清热；排脓消肿，化痰亦良。

北沙参

【来源】　本品为伞形科植物珊瑚菜的干燥根。

【别名】　海沙参、辽沙参、白参、羊乳。

【功用】　养阴清肺，祛痰止咳。

【释名】　本品以其产地及功用而得"北沙参"之名。

陶弘景在《名医别录》中曰："此与人参、玄参、丹参、苦参是为五参，其形不尽相类，而主疗颇同，故皆有参名。"李时珍在《本草纲目》中为本品释名曰："沙参白色，宜于沙地，故名。"

歌曰：沙参苦寒轻，清肺养胃阴；生津益肺气，燥咳劳嗽宁。

百部

【来源】　本品为百部科植物直立百部、蔓生百部或对叶百部的干燥块根。

【别名】　百条根、百部根、百部草、闹虱药、药虱药、白并、玉箫、箭杆、嗽药、野天门冬、百奶、九丛根、九虫根、一窝虎、九十九条根、山百根、牛虱鬼。

【功用】　润肺，下气，止咳，杀虫。

【释名】　本品按其鲜药材的形状而取名"百部"。

李时珍在《本草纲目》中为本品释名曰："其根多者百十连属，如部伍然，故以名之。"李时珍在这里说的"如部伍然"是指"像部队一样"。

李东垣在《珍珠囊指掌补遗药性赋》中曰："百部治肺热，咳嗽可止。"

歌曰：百部味甘，骨蒸劳瘵；杀疳蛔虫，久嗽功大。

百合

【来源】　本品为百合科植物卷丹、百合或细叶百合的干燥肉质鳞叶。

【别名】　野百合、山百合、药百合、家百合、重迈、中庭、重箱、摩罗、强瞿、百合蒜、蒜脑薯。

【功用】　养阴润肺，清心安神。

【释名】 本品依其鲜药材的形状而得"百合"之名。

百合之鲜品形如大蒜头，其鳞瓣众多，众多的鳞瓣层层抱合共同组成了一个球状鳞茎。由于本品的显著特征是"百瓣合一"，故名"百合"。古人或说此药专治百合病，因之为名，其意亦通。

李东垣在《珍珠囊指掌补遗药性赋》中曰："百合敛肺痨之嗽痿。"

歌曰：百合味甘，安心定胆；止嗽消浮，痈疽可啖。

当归

【来源】 本品为伞形科植物当归的干燥根。

【别名】 夷灵芝、干归、马尾当归、秦哪、马尾归、曰归、西当归、秦归、岷当归。

【功用】 补血活血，调经止痛，润肠通便。

【释名】 关于当归名称的由来，当前学术界持有四种不同观点，现分述如下：

（1）是依据其功用命名。李时珍在《本草纲目》中为本品释名曰："古人娶妻为嗣续也，当归调血，为女人要药，有思夫之意，故有'当归'之名。"《神农本草经》称当归为"子归"，谓当归为妇人要药，可治"漏下绝子"，故名"子归"。这与我国第一部诗歌总集《诗经》中之"之子于归"之意不谋而合。《太平御览》引《魏氏春秋异同》曰《蜀志》中写道："姜维得母书并当归，维曰：'良田百顷，不在一亩，但有远志，不见当归'。"据《吴志》记载："曹公闻太史慈名，遗（wèi）书以箧（qiè）封之，发看无所道，但贮当归。"故当归又得"文无"之别名。据此可见：当归，正是"应当归来"之意。

（2）是依据其产地得名。吴正中先生在《药苑漫话》中说："当归一名的来历与产地有关。当归的'当'是指其地方，是因汉代'烧当羌'部族居住的地方而得'当'名。今岷县一带地域在唐朝以前为烧当羌部族的居住地，因此曾称为'当州'。《韵会》曰：'唐置当州，本羌地。'因'烧当羌'而名之曰'当'，故称当州。当归得名之由来，即因产于当州之蕲（qí）为道地品之故。"蕲"即今之当归。'蕲''归'二字古音呷韵相通。今日，人们常称当归为'秦归''西归'或'岷归'，亦皆因产地而名，其意相通。"

（3）源于产地的一个民间传说而得其名。在中国当归的故乡岷县，流传着一则关于当归来历的故事。

说在早先年间，岷州有位名叫"当"的小伙子跟随一个道士去峨眉山为新婚的妻子采药，临走时他对妻子说"一年当归"，但一去就是三年，回来时妻子已改嫁。当他找上门时，该女哭诉着对他唱了一首"洮岷花儿"（注：洮岷花儿是西北民歌的一种），该女唱道："说好一年就当归，三年夜长无消息；如今我已错嫁人，心如刀绞真后悔！"远近父老乡亲都对发生这一不幸的事件而感叹，当地的老人还把他采回来的药草栽种在了道路两旁的田间，称之为"当归"，以此草来提醒其后人不要再犯这一类的错误，应当回归之时就要回家。

（4）"当归"是由"当馈"之名讹传而来。在南北朝时期，羌族人梁勤在西北建立了宕昌国。据南朝《梁书·宕昌国传》记载："天监四年（即公元505年）其王梁弥博来朝，献甘草、当归。"据李延寿《北史·宕昌传》记载："公元492年，宕昌王梁弥承亲自朝拜北魏皇帝元宏。公元505年，宕昌王梁弥博又亲自向南梁进贡甘草、当归。"当归药材的产地范围很小，至今全世界所用的当归95%均来自甘肃岷县一带。在古时候，中原的华夏民族初次接触到"当羌人"馈赠的这种神奇药草时还不知道该叫什么药名，就直呼其为"当馈"。因"馈"字与"归"字谐音，后来就讹传为"当归"了。在古代的本草书籍中，当归又称为"夷灵芝"。"夷"是指其外族，这也印证了该观点似有理有据。

综上所述，笔者认为，虽然以上四种关于当归名称由来的说法各有千秋，但其中以李时珍的说法最能代表中医的传统观点。

民谚曰："十个医生九当归，剩下一个不当归，到老是个没出息。"

当归历来有"妇科人参"之美誉，是中医基础方"四物汤"的主药，是中医从古到今最常用的药物。按照中医传统的用药习惯，当归药材需分部位来药用。当归的饮片分为归头片、归身片、归尾片和全当归片四种规格，不同的饮片规格在临床上有不同的治疗作用。李时珍在《本草纲目》当归的名下记述说："头，止血而上行；身，养血而中守；梢，破血而下流；全，活血而不走。"

李东垣在《珍珠囊指掌补遗药性赋》中曰："当归补虚而养血。"

歌曰：当归甘温，生血补心，扶虚益损，逐瘀生新。

灯心

【来源】 本品为灯心草科植物灯心草的干燥茎髓。

【别名】 秧草、灯芯、水灯心、铁灯心、野席草、龙须草、灯草、水葱、虎须草、赤须、碧玉草、虎酒草、曲屎草。

【功用】 清心火，利小便。

【释名】 从前，民间将本品作为油灯的捻子，故得"灯心"之名。

李时珍在《本草纲目》中为本品释名曰："此即龙须之类，但龙须紧小而瓤实，此草稍粗而瓤虚白。吴人栽莳之，取瓤为灯炷，以草织席及蓑。"

灯心者，灯台之心也。以本品的瓤作灯炷，位于灯台中心，故以"灯心"名之。灯心草，即位于灯台中心用作灯炷的草。今天有人将灯心草之"心"误写为"芯"，实属画蛇添足之举，尽失其本义。

歌曰：灯心味甘，运利小便；癃闭成淋，湿肿可安。

地肤子

【来源】 本品为藜科植物地肤的干燥成熟果实。

【别名】 地葵、地麦、落帚子、独扫子、竹帚子、千头子、帚菜子、铁扫把子、扫帚子。

【功用】 清热利湿，祛风止痒。

【释名】 本品以其民间俗称作为中药名。

本品的药名为何叫作"地肤子"，这在当前尚无文献可供参考。笔者经过民俗学的考证研究后认为："地肤子"本应为"地麸子"。

在中国北方农村，习惯将小麦磨面后剩下的种皮称"麦麸子"或"麸子"。本品药用的是藜科植物地肤的果实，该果实呈扁球状的五角星形，外被宿存花被，表面灰绿色或浅棕色，成熟之后在其植株周围会掉落一层，远远望去，非常像将"麸子"撒在了地面上，故农村人就以其形象俗称其为"地麸子"，其意思是田地里的麦麸子。

本品的原植物在广大的北方地区有普遍种植，它是农家用来做笤帚的一种植物，俗称"扫帚菜"或"扫帚子"，其嫩苗可作蔬菜食用，等植株长老了砍下来就是天然的扫把。从前，农村家家户户用它来扫地。至于其果实在入药时为何将俗称"地麸子"写成了"地肤子"，笔者认为这与古代医生的认知习惯有关，因为医生见到药，首先想到的就是其药性；本品善治皮肤之病，故医家就以"肤"字代其"麸"，于是就有了现今的"地肤子"药名。

李东垣在《珍珠囊指掌补遗药性赋》中曰："地肤子利膀胱，可洗皮肤之风。"

歌曰：地肤子寒，去膀胱热；湿疹湿疮，风疹瘙痒。

地骨皮

【来源】 本品为茄科植物枸杞的根皮。

【别名】 杞根、地骨、地辅、地节、枸杞根、枸杞根皮、红耳堕根、山枸杞根、狗奶子根皮。

【功用】 凉血除蒸,清热降火。

【释名】 本品以药材的功用及其药用部位而命名,其药用的部位是根皮,其凉血除蒸之药力能至于骨,故名"地骨皮"。

冉先德在《中华药海》中为本品释名曰:"本品乃枸杞之根皮,入土极深,皮亦极厚,力能至骨,故名。"

本品能凉血除蒸,善治虚劳之手足心热与潮热盗汗诸症。李东垣在《珍珠囊指掌补遗药性赋》中曰:"地骨皮有退热除蒸之效。"

歌曰:地骨皮寒,解肌退热;有汗骨蒸,强阴凉血。

地龙

【来源】 本品为钜蚓科动物参环毛蚓、通俗环毛蚓、威廉环毛蚓或栉盲环毛蚓除去内脏的干燥全体。前一种习称"广地龙",后三种习称"沪地龙"。

【别名】 蚯蚓、蛐蟮、曲虫、土蟺、赤虫。

【功用】 清热定惊,通络,平喘,利尿。

【释名】 "地龙"之药名是对蚯蚓的一种雅称,该雅称出自于一个历史典故。

本品以原动物的生存环境而取其学名叫"蚯蚓",民间又俗称该动物为"蛐蟮"。称蛐蟮者,是因为该动物的形状像黄鳝,活动时,常呈盘曲状。称蚯蚓者,是因为该动物在行走时其身收缩拱起如山丘状,以后端固定、前端向前伸展移动的方式来进行其行走。简而言之,它的行走方式是"以丘为引",故称其为"蚯蚓"。蚯蚓长期生活在土壤中,以畜禽的粪便和有机废物为食,连同泥土一同吞入,也摄食植物的腐烂茎叶等。

李时珍在《本草纲目》中为本品释名曰:"蚓之行也,引而后申,其缕如丘,故名'蚯蚓'……术家言蚓可兴云,又知阴晴,故有'土龙''龙子'之名。"

在中国民间流传有一个历史典故,话说当年宋太祖赵匡胤登基不久,患了"缠腰火丹"和哮喘病,太医院的医官们久治不愈,束手无策,太祖发怒,监禁了太医院的医官。后来,河南府的府尹推举一位外号叫"活洞宾"的民间医生来为皇上医治。太祖问道："朕病怎样？"活洞宾见其环腰有豆大水疱，回答道："皇上不必忧愁，下民有好药，涂上数天可好。"太祖道："多个名医无法，你能说此大话？"活洞宾道："下民若治不好，情愿杀头，若治好了，请皇上答应我一件事，请皇上释放所有被监禁的医生。"皇上说："等治好了朕，便答应你的要求。"于是，活洞宾在殿上打开药罐，取几条蚯蚓放在两个盘里，撒上糖，使其溶出水液，涂在水疱上，太祖顿感全身清凉舒适。活洞宾又捧上另一盘蚯蚓的汁让太祖服下。太祖问："这是何药？既能外敷，又能内服。"活洞宾道："皇上是神龙下凡，民间的凡药无法奏效，这药叫"地龙"，以龙补龙，方能奏效。"皇上高兴而服之，上述病症果然七天痊愈。自此之后，"地龙"之名就代替了"蚯蚓"，广为传播。

歌曰：蚯蚓气寒，镇痉息风；大热狂言，投之立应。

地榆

【来源】 本品为蔷薇科植物地榆或长叶地榆的干燥根；后者习称"绵地榆"。

【别名】 酸赭、鼠尾地榆、西地榆、野升麻、马连鞍、花椒地榆、线形地榆、蕨苗参、红地榆、血箭草。

【功用】 凉血止血，解毒敛疮。

【释名】 本品以原植物叶子的形状而得名叫"地榆"。

本品原植物的叶子非常像榆树的叶子，但该植物是匍地而生，故名"地榆"。陶弘景在《名医别录》中为本品释其名曰："其叶似榆而长，初生布地，故名。"

本品是一味很好的止血药。李时珍在《本草纲目》中赞其曰："宁得一斤地榆，不用明月宝珠。"

李东垣在《珍珠囊指掌补遗药性赋》中曰："地榆疗崩漏，止血止痢。"

歌曰：地榆沉寒，血热堪用；血痢带崩，金疮止痛。

防风

【来源】 本品为伞形科植物防风的干燥根。

【别名】 茴芸、茴草、屏风、山芹菜。

【功用】 祛风解表，胜湿止痛，止痉。

【释名】 本品因善于祛风、止痉，以其功用而取名叫"防风"。

李时珍在《本草纲目》中为本品释名曰："防者，御也，其功疗风最要。"凌奂在《本草害利》中为本品释名曰："能防御外风，故名。"

防风为风药中的润剂，治风疾通用之。

李东垣在《珍珠囊指掌补遗药性赋》中曰："防风去风。"

歌曰：防风甘温，能除头晕；骨节痹疼，诸风口噤。

防己

【来源】 本品为防己科植物粉防己的干燥根。

【别名】 粉防己、粉寸己、汉防己、石蟾蜍、蟾蜍薯、倒地拱、白木香、猪大肠。

【功用】 利水消肿，祛风止痛。

【释名】 防己名称之由来在当前有以下两种说法：

一是以其功用得名。防己归脾经，脾为己土，所以古代医家以"己"来指代"脾"。防己能利水消肿，临床用于治疗水肿与小便不利等症。张德裕在《本草正义》中为本品释名曰："名曰防己者，以脾为己土……己土受邪之病，而此能防堤之，是为古人命名之真义"。

二是以其药材断面的纹理特征而得名。防己在《神农本草经》中以"解离"为药名。李时珍在《本草纲目》中为本品释名曰："东垣李杲曰：'防己如险健之人，幸灾乐祸，能首为乱阶，若善用之，亦可御敌，其名或取此义。解离，因其纹解也'。"据笔者反复观察发现：防己药材断面的放射状纹理有散乱无序的特点，从横断面看有稀疏而排列不规则的放射状纹理，从纵剖面看有稀疏而弯曲的筋脉纹。李时珍在此所言的"防己如险健之人"，就是言防己的纹理就像越剧中险健人物脸谱的样子。

李东垣在《珍珠囊指掌补遗药性赋》中曰："防己宜消肿，去风湿之施。"

歌曰：防己气寒，风湿脚痛；热积膀胱，消痈散肿。

伏龙肝

【来源】 本品为农家传统土灶中心久经柴火熏烧而变为红褐色的黄土。

【别名】 灶中黄土、釜下土、釜月下土、灶中土、灶内黄土、灶心土。

【功用】 温中，止血，止呕，止泻。

【释名】 本品因中国的一种传统民俗而得"伏龙肝"之药名。

在中国民间有传说云："龙"的家族中有条"冷龙"，它不怕火，天性护水，只要见人烧火做饭，它就会飞来盘伏丁锅底之下，不让人把水烧开。

在笔者的儿童时代，北方农村还保留着蒸馒头时要"改冲气"的一种民俗习惯。那时候的小麦面是稀缺之物，只有在过年的时候或者家里要接待贵宾时才会蒸一锅白面馍馍，所以在我儿时的记忆里，蒸馒头是一件十分喜庆且庄重的事情。我常见母亲把馒头蒸好之后，拿来一把麦草点燃，然后在蒸笼上面绕几圈，口中还念念有词道："火龙吼，冷龙走；左三转，右三转；蒸的馍馍没花脸。"然后才打开笼盖，端出热气腾腾的白馒头来。

从前的农村还流传有用猪肝来泥灶的习俗，这是因为在十二属相中"猪克龙"。据说用猪肝来泥灶可驱除冷龙。鉴于传统的民俗习惯，古代医家就将炉灶中呈现出猪肝色的赭红色泥土称之为"伏龙肝"。李时珍在《本草纲目》中为本品释名曰："独孤滔《丹书》言：'伏龙肝取经十年灶下，掘深一尺，有色如紫瓷者是真，可缩贺，伏丹砂。盖亦不知猪肝之义，而用灶下土以为之也'。"

歌曰：伏龙肝温，治疫安胎；吐血咳逆，心烦妙哉！

合欢皮（附：合欢花）

【来源】 本品为豆科植物合欢的干燥树皮。

【别名】 合昏皮、夜合皮、合欢木皮。

【功用】 解郁安神，活血消肿。

【释名】 本品以原植物的生物学特性及药效而得其药名。

本品为合欢树的树皮。"合欢树"又称"夜合树"，其叶片和花朵有昼开夜合的生物学特性；其树皮入药能医治不眠的病症。古人是日出而作，日落而息；晚上没有现代人这样丰富的夜生活，以"夜合为欢"，故本品名曰"合欢皮"。

歌曰：合欢味甘，养心安神；通治失眠，活血消肿。

附：合欢花

中医经验认为用合欢树的花来治疗夜寐不眠、心神不安等病症有良效，故将合欢树的花取其药名叫"合欢花"。陈藏器在《本草拾遗》中为本品释名曰："其叶至暮而合，故曰'合昏'，又名'夜合'。夜合则欢，故名合欢。"

歌曰：合欢花平，令人忘忧；失眠多梦，心烦能宁。

红花

【来源】 本品为菊科植物红花的干燥管状花。

【别名】 红蓝花、刺红花、草红花。

【功用】 活血通经，祛瘀止痛。

【释名】 本品依药材的入药部位和颜色而得"红花"之药名。

本品原名叫"红蓝花"。苏颂在《本草图经》中为本品释名曰："其花红色，叶颇似蓝，故有蓝名。"本品因药用的部位是草本植物红花的筒状花，其花颜色红，故名"红花"。人们为了将本品与名贵中药"西红花"相区别，在药材交易时药商们习称其为"草红花"。

李东垣在《珍珠囊指掌补遗药性赋》中曰："红蓝花通经，治产后恶血之余。"

歌曰：红花辛温，祛瘀消斑；多则通经，少则养血。

决明子

【来源】 本品为豆科植物决明或小决明的干燥成熟种子。

【别名】 草决明、羊明、羊角、马蹄决明、还瞳子。

【功用】 清热明目，润肠通便。

【释名】 本品因其功用而得"决明子"之药名。

"决"为形声字，从"水"，"夬"（guài）声。本义指排除阻塞物，疏通水道。本品药用其种子，有明目之功效，故名曰"决明子"。因形状似马蹄，故又有"马蹄决明"之称谓。又因其本品为植物药（草类），故又称之为"草决明"。

李东垣在《珍珠囊指掌补遗药性赋》中曰："决明和肝气，治眼之剂。"

歌曰：决明子甘，能祛肝热；目疼收泪，仍止鼻血。

老鹳草

【来源】 本品为牻牛儿苗科植物牻牛儿苗或野老鹳草的干燥地上部分；前者习称"长嘴老鹳草"，后者习称"短嘴老鹳草"。

【别名】 五叶草、老官草、五瓣花、老贯草、天罡草、五叶联、破铜钱、老鸹筋、贯筋、五齿粑、老鸹嘴、鹐子嘴。

【功用】 祛风通络，清热利湿。

【释名】 本品以其原植物果实的形态而取名叫"老鹳草"。

本品的果实上生有白色长柔毛，顶端有长喙，其形如老鹳之头，故名"老鹳草"。

歌曰：老鹳草辛，走肝肾经；拘挛麻木，风湿疼痛。

刘寄奴

【来源】 本品为菊科植物奇蒿的干燥全草。［注：当前的刘寄奴药材分为"南刘寄奴"（为菊科多年生草本植物奇蒿的干燥品）与"北刘寄奴"（为玄参科植物阴行草的干燥品）两种药材，其功用类同。］

【别名】 金寄奴、六月雪、九里光、炭包包、千粒米、斑枣子、九牛草、苦连婆。

【功用】 疗伤止血，破血通经，消食化积，醒脾开胃。

【释名】 "刘寄奴"本是人名，后人将其作为了药名，这是缘于一个神奇的传说，该传说记录在李时珍的《本草纲目》中，其原文曰："按：李延寿《南史》曰：宋高祖刘俗，小字寄奴，微时伐荻新洲，遇一大蛇，射之。明日往，闻杵臼声。寻之，见童子数人皆青衣，于榛林中捣药。问其故，答曰：'我主为刘寄奴所射，今合药傅之。'裕曰：'神何不杀之？'曰：'寄奴王者，不可杀也。'裕叱之，童子皆散，乃收药而返。每遇金疮，傅之即愈；人因称此草为'刘寄奴草'。"

李东垣在《珍珠囊指掌补遗药性赋》中曰："刘寄奴散血，疗烫火金疮之苦。"

歌曰：刘寄奴苦，温通行瘀；消胀定痛，止血外敷。

芒硝

【来源】 本品为矿物芒硝经煮炼而得到的精制结晶。

【别名】 硫酸钠、盆消、朴硝、马牙消、英消。

【功用】 泻热通便，润燥软坚，清火消肿。

【释名】 本品因其形状与物理特性而得"芒硝"之药名。

李时珍在《本草纲目》中为本品释名曰："此物见水即消，又能涌化诸物，故谓之。……煎炼入盆，凝结在下，粗朴者为朴硝，在上有芒者为芒硝。"

芒硝为天然矿物含水硫酸钠经精制而生成的结晶体。"芒"是指此物呈锋芒状。"硝"即"消"也，是言其此物遇水即会消融的特性。

李东垣在《珍珠囊指掌补遗药性赋》中曰："朴硝通大肠，破血而止痰癖。"

歌曰：芒硝苦寒，湿热积聚；除痰润燥，疏通便闭。

全蝎

【来源】 本品为钳蝎科动物东亚钳蝎的干燥全体。

【别名】 虿、奎、杜伯、主簿虫、虿尾虫、全虫、茯背虫、蝎子。

【功用】 息风镇痉，通络止痛。

【释名】 本品以其原动物的生活特性而得"全蝎"之名。

"蝎"为形声字，从"虫"，"曷"声，声亦兼表意，表示"歇息"。蝎子是夜行性动物，人们所看到的形象总是一动不动的、处于歇息中的状态，故曰"蝎"。

本品入药一般用其全体，故谓之"全蝎"或"全虫"；如单用其尾者，谓之"蝎梢"或"蝎尾"。

本品有毒，中医常用它来以毒攻毒、通络止痛、息风镇痉。本品用于治疗小儿惊风，抽搐痉挛，中风口歪，半身不遂，破伤风，风湿顽痹，偏正头痛，疮疡，瘰疬等病症。

李东垣在《珍珠囊指掌补遗药性赋》中曰："全蝎主风瘫。"

歌曰：全蝎味辛，祛风痰毒；口眼歪斜，风痫发搐。

肉苁蓉

【来源】 本品为列当科植物肉苁蓉干燥带鳞叶的肉质茎。

【别名】 肉松蓉、黑司令、纵蓉、地精、马足、马芝、大芸、寸芸。

【功用】 补肾阳，益精血，润肠通便。

【释名】 本品以其药材的性状及其功用而取名叫"肉苁蓉"。该药材的质地柔软如肉类，其补益的功效缓和而且持久，故得"肉苁蓉"之名。

李时珍在《本草纲目》中为本品释名曰："此物补而不峻，故有'从容'之号。从容，和缓之貌。"

李东垣在《珍珠囊指掌补遗药性赋》中曰："肉苁蓉填精益肾。"

歌曰：苁蓉味甘，峻补精血；若骤用之，更动便滑。

肉豆蔻

【来源】 本品为肉豆蔻科肉豆蔻属植物肉豆蔻的干燥种仁。

【别名】 肉果、玉果、顶头肉、迦拘勒、豆蔻。

【功用】 温中行气，涩肠止泻。

【释名】 本品的原植物很像豆蔻的植株，人们将其种子常作为烹饪肉食的佐料来使用，故得"肉豆蔻"之名。

寇宗奭在《本草衍义》中为本品释名曰："肉豆蔻对草豆蔻为名，去壳只用肉。"李时珍在《本草纲目》中为本品释名曰："花、实皆似豆蔻而无核，故名。"

中医在临床上常用本品来温中行气，涩肠止泻；但本品气味芳香且强烈，味辣稍苦，含有大量的油脂，生用会有滑肠之弊，且具较强的刺激性；故中医在临床使用之前要煨去其油，以免其滑肠之弊，减小其刺激性。本品处方时的药名须写为"煨肉豆蔻"。

现代药理研究表明，肉豆蔻中含有肉豆蔻醚和黄樟醚等成分，对人有致幻作用。如果服用过量可致人产生幻觉，出现瞳孔散大、惊厥、昏迷等现象。本品经煨制后其有毒成分"肉豆蔻醚"的含量会明显降低、黄樟醚亦有所降低，但其抑菌止痢的成分"丁香酚"则变化不大，而甲基丁香酚、甲基异丁香酚则会有明显增加，能使其止泻作用明显地增强，故中医在临床上均使用其本品的炮制品。

李东垣在《珍珠囊指掌补遗药性赋》中曰："肉豆蔻温中，止霍乱而助脾。"

歌曰：肉蔻辛温，脾胃虚冷；泻痢不休，功可立等。

西红花

【来源】 本品为鸢尾科多年生草本植物番红花的干燥柱头。

【别名】 藏红花、番红花。

【功用】 活血化瘀，凉血解毒，解郁安神。

【释名】 本品以药材的产地及颜色而得"西红花"之名。本品原名叫"番红花"。

李时珍在《本草纲目》中为本品释名曰:"番红花,出西番……及天方国,即被地红蓝花也。""番"是我国古代中原人对外族或外国的一种泛称;"西"是指其方位,泛指位于中国西边的国家。西红花原产于欧洲及中亚地区,以前多由印度、伊朗等地经西藏而传入内地,故有"番红花"和"藏红花"之名。

西红花历来是名贵药材,西红花与草红花都有活血化瘀的作用,但西红花作用更强,它同时兼有活血解毒、解郁安神、美容养颜等作用,所以为贵妇们所推崇。

歌曰:藏红花甘,少则血生;多则通经,祛瘀止痛。

西洋参

【来源】 本品为五加科植物西洋参的干燥根。

【别名】 花旗参、洋参、广东人参、西洋人参。

【功用】 补气养阴,清热生津。

【释名】 本品以药材的原产地而得其名;因为该品原产于大西洋沿岸的美国和加拿大一带,其功效类似于人参,故名叫"西洋参"。

本品以前的药材商品均来源于进口。20世纪80年代,中国开始引种西洋参,在90年代取得了引种成功,在山东、辽宁等地大面积栽种。当前,国内药材市场销售的西洋参多为国产货。

西洋参与人参都大补元气,但人参性偏温,适用于阳虚体虚之人;西洋参性偏凉,适用于阴虚体虚之人。

歌曰:西洋参凉,滋阴补气;消除疲劳,增强记忆。

血竭(附:龙血竭)

【来源】 本品为棕榈科植物麒麟竭果实渗出的树脂经加工制成的药品。

【别名】 血竭花、麒麟竭、海蜡、麒麟血、木血竭。

【功用】 祛瘀定痛,止血生肌。

【释名】 本品因药用其麒麟竭树的果实及树干中的树脂,其树脂干燥后形如干血块状,故名"血竭"。

"血"言本品的形状如干血块;"竭"指其麒麟竭树。李时珍在《本草纲目》中为本品释名曰:"此物如干血,故谓之血竭;或有名血竭花。"

李东垣在《珍珠囊指掌补遗药性赋》中曰:"麒麟竭止血出,疗金疮之伤折。"

歌曰:血竭味咸,跌仆损伤;恶毒疮痛,破血有谁?

附:龙血竭

现今有"龙血竭"商品供应中药市场,其商品为百合科植物剑叶龙血树的枝和杆经人工提取后而得到的一种干燥树脂。

血竭与龙血竭二者的功用类似,但却不是一物,应区别开来使用。老中医经验认为血竭的功效要强于龙血竭。

血余炭

【来源】 本品是用人的头发经"闷煅法"制成的炭药。

【别名】 乱发炭、头发炭、人发炭、发灰子、血余。

【功用】 收敛,止血,化瘀。

【释名】 本品是用人的头发经"闷煅法"制成的炭药。中医经典著作《黄帝内经》中有"爪为筋之余;齿为骨之余;发为血之余;舌为肉之余"的著名论述,所以中医传统认为人的头发为"血之余",故将本品的药名叫"血余炭"。

本品有止血、化瘀的功效;常用于吐血、咯血、衄血、尿血、崩漏下血、外伤出血等症的治疗。

歌曰:人发煅炭,补阴甚捷;吐衄血晕,风惊痫热。

延胡索

【来源】 本品为罂粟科植物延胡索的干燥块茎。

【别名】 延胡、玄胡索、元胡索、元胡。本品原名"玄胡索",简称"玄胡"。

【功用】 利气,活血,止痛。

【释名】 本品依其鲜药材的生长特征最早得名叫"玄胡索"。

"玄"者,黑也,指其黑色。"胡"与"核(hú)"因同音在古时候互为通假字,"核"指其果核。"索"即绳索也。延胡索药材是其地下膨大的类圆形块茎,常呈串珠样生长，就好像是用绳索串起来的一串串黑色的果核，所以，古时候的采药人就以其形象称之为"玄胡索"。

后来，玄胡索因避讳而两易其名。宋避真宗讳，改玄为延。清避康熙讳，又改玄为元，故又有了"延胡索"与"元胡索"之药名，或分别简称为"延胡"或"元胡"。

本品有很好的活血止痛作用。李时珍在《本草纲目》中曰："心痛欲死，速觅延胡"。

李东垣在《珍珠囊指掌补遗药性赋》中曰："元胡索理气痛血凝，调经有助。"

歌曰：元胡气温，心腹卒痛；通经活血，跌仆血崩。

阳起石

【来源】 本品为硅酸盐类矿物阳起石或阳起石石棉的矿石。

【别名】 白石、羊起石、石生、阳石、起阳石。

【功用】 温肾壮阳。

【释名】 本品依据其功用而命名为"阳起石"。

李时珍在《本草纲目》中为本品释名曰："《本经》谓其主阳不起，《别录》谓其疗男子茎头寒……本品能起阳之不能起，质为矿石，故以能名。"

李东垣在《珍珠囊指掌补遗药性赋》中曰："阳起石暖子宫以壮阳，更疗阴痿"。

歌曰：阳起石甘，肾气乏绝；阴痿不起，其效甚捷。

自然铜

【来源】 本品为硫化物类矿物黄铁矿族黄铁矿，主含二硫化铁（FeS_2）。

【别名】 方块铜、愚人金。

【功用】 散瘀，接骨，止痛。

【释名】 本品以其药材的形、色而取名叫"自然铜"。

本品的原药材呈现金黄色并有金属样的光泽，放羊娃在野外捡得后常以为是金子，故得"愚人金"之名号。马志在《开宝本草》中为本品释名曰"其色青黄如铜，不从矿炼，故号自然铜。"

本品在内服之前必须经过火煅醋淬的炮制工序，饮片名为"煅自然铜"。本品常用于跌仆肿痛，筋骨折伤。

歌曰：自然铜辛，接骨续筋；既散瘀血，又善止痛。

竹茹

【来源】 本品为禾本科植物青秆竹、大头典竹或淡竹茎秆的干燥内皮层；全年均可采制，取新鲜茎，除去外皮，将稍带绿色的内皮层刮成丝条，或削成薄片，捆扎成束，阴干。前者称"散竹茹"，后者称"齐竹茹"。

【别名】 竹皮、淡竹皮茹、青竹茹、淡竹茹、麻巴、竹二青、竹子青。

【功用】 清热化痰，除烦止呕。

【释名】 本品以药材的来源及其质地而得"竹茹"之名。

"竹"言其本品来源于竹子。"茹"的本义为"柔软"，正如成语"柔茹寡断"之意。本品来源于竹而质地柔软，故名叫"竹茹"。

本品生用时名"竹茹"；姜汁炒后称"姜竹茹"，姜竹茹长于除烦止呕。

李东垣在《珍珠囊指掌补遗药性赋》中曰："治虚烦，除哕呕，须用竹茹。"

歌曰：竹茹止呕，能除寒热；胃热咳哕，不寐安歇。

竹沥

【来源】 本品为禾本科植物淡竹等的茎经火烤后所流出的液汁。

【别名】 竹汁、淡竹沥、竹油。

【功用】 清热降火，滑痰利窍。

【释名】 本品以来源而得"竹沥"之药名。

"沥"是个形声字，从"水"，"历"声。"沥"读lì，部首为"水"，本意指其液体一滴一滴地落下。本品是用火炙烤淡竹或其他竹类后沥出的黏稠汁液，故取名叫"竹沥"。

李东垣在《珍珠囊指掌补遗药性赋》中曰："竹沥治中风声音之失。"

歌曰：竹沥味甘，阴虚痰火；汗热烦渴，效如开锁。

朱砂

【来源】　本品为硫化物类矿物辰砂族辰砂，主含硫化汞（HgS）。

【别名】　丹砂、朱丹、赤丹、汞沙、真朱、光明砂、辰砂。

【功用】　清心镇惊，安神解毒。

【释名】　本品依原药材的颜色及其形状而得"朱砂"之名。

古本草书籍中的"朱、丹、茜、赭"等字的本义皆指其为红色。本品为硫化物类矿物辰砂族矿石，主要成分是硫化汞，颜色为深红色，其形如砂粒，故名叫"朱砂"，亦名"丹砂"。古代以辰州（今湖南省沅陵县）产者为地道药材，故又称其为"辰砂"。

现今药材市场流通的"辰砂"，则专指其人工合成的硫化汞，也称为"人工朱砂"，应与天然朱砂区别使用。

李东垣在《珍珠囊指掌补遗药性赋》中曰："朱砂镇心而有灵""灵砂定心脏之怔忡"（注：灵砂是人工朱砂的别名）。

歌曰：朱砂味甘，镇心养神；祛邪解毒，定魄安魂。

皂角刺（附：皂角、猪牙皂）

【来源】　本品为豆科植物皂荚树的干燥棘刺。

【别名】　皂荚刺、皂刺、皂角针、皂针、天丁、皂丁。

【功用】　消肿托毒，排脓，杀虫。

【释名】　"皂"字的本义指黑色，例如成语"不分皂白"即表示其"不分黑白"，喻其不辨是非。皂荚树的角果以能染黑色而得"皂荚""皂角"诸名，树依其果名叫"皂角树"，其树上的棘刺也就称"皂角刺"了。

皂荚树俗称为"皂角树"。在笔者的农村老家，乡亲们常将其栽种在后院来作为护院树。由于皂角树身上长着许多的尖刺，其角果很像刀，故民间俗称其为"黑煞神"或"将军树"，认为它具有辟邪、镇宅、驱异、聚集灵气、调和风水的作用。皂角树的木材坚硬，是制作车辆与家具的用材。皂荚果煎汁可用来洗涤衣物，它具有肥皂样的去污作用。如用其来洗头发，可将白发染黑。皂荚树的嫩芽可用油盐调味后作为凉菜食用。皂荚树的种子煮熟用糖渍后也可供食用。

皂荚树的果荚、种子、棘刺均可入药，它们分别有祛痰、通窍、镇咳、利尿、托毒排脓、杀虫治癣之功效。李梴在《医学入门》中曰："皂刺，凡痈疽未破者，能开窍；已破者能引药达疮所，相关书籍，乃诸恶疮癣及疠风要药也。"李时珍在《本草纲目》中曰："皂荚刺治风杀虫，功与荚同，但其锐利直达病所为异耳。"李时珍在《本草纲目》中又为本品释名曰："荚之树皂，故名。"

歌曰：皂角刺温，消肿排脓；疮癣瘙痒，乳汁不通。

附：皂角、猪牙皂

树木是生命体，也有它自己的年龄。皂角树在青壮年时期结的果实饱满而肥大，习称"大皂角"或"皂角"，但树龄老了或者树受了伤之后所结的果实就会变小，成为"不育果"。不育果的形状很像野猪的獠牙，故入药时称其为"猪牙皂"。

中医临床经验认为，猪牙皂的药力要胜于大皂角，因此中医古方中多以猪牙皂来组方，例如中医经典名方"通关散"即由细辛与猪牙皂两味药物组成。

李东垣在《珍珠囊指掌补遗药性赋》中曰："皂角治风痰而响应。"

歌曰：猪牙皂辛，妊娠禁用；通窍涤痰，搜风杀虫。

芫花

【来源】 本品为瑞香科植物芫花的干燥花蕾。

【别名】 南芫花、芫花条、药鱼草、莞花、头痛花、闷头花、老鼠花、癫头花。

【功用】 泻水逐饮，祛痰止咳，解毒杀虫。

【释名】 本品因药材的气味而得名叫"芫花"。

"芫"是个会意字，从"艹"从"元"；元者"首"也，本义指人的头。"芫"表示其此草与人的头有关联。本品有毒，气味特殊；人用鼻子久闻其气味就会产生"头闷、头疼"的感觉，故药名叫"芫花"。本品在古时候还有"头疼花"和"闷头花"之别称，其名称的含义皆相通。

本品内服时必须用醋芫花。醋芫花能泻水逐饮，解毒杀虫。

歌曰：芫花寒苦，能消胀蛊；利水泻湿，止咳痰吐。

辛夷

【来源】 本品为木兰科植物望春花、玉兰或武当玉兰的干燥花蕾。

【别名】 木笔花、望春花、春花、木兰、紫玉兰、白玉兰、二月花、广玉兰。

【功用】 散风寒，通鼻窍。

【释名】 本品因药材的形状与味道而得其名；其药材表面密被黄绿色茸毛，外形如"夷人"；气味辛辣，故名"辛夷"。

"夷"字从"大"从"弓"，会意；弓，所持也。中国古代将东方的游猎部族称作"东夷"。夷人以兽皮作为衣帽，看上去一身毛茸茸的样子。

寇宗奭在《本草衍义》中为本品释名曰："以其花未开时，其花苞有毛，光长如笔，故取象曰'木笔'，又名木笔花。"

歌曰：辛夷味辛，鼻塞流涕；香臭不闻，通窍之剂。

吴茱萸

【来源】 本品为芸香科植物吴茱萸、石虎或疏毛吴茱萸的干燥近成熟果实。

【别名】 吴萸、茶辣、漆辣子、臭辣子、左力纯幽子、米辣子。

【功用】 散寒止痛，降逆止呕，助阳止泻。

【释名】 吴茱萸是以其鲜药材的形状、颜色及产地来命名。

"吴"指其地域而言，本品在古代以吴地（吴国）产者为地道药材。"茱"通"朱"，表示其朱红色。吴茱萸药材的鲜品呈朱红色，干燥后的药材才会变成墨绿色。"萸"是个会意字，由"人""臼""艹"三个独体字组成，其意是表示人的头顶上有个"草臼"。本品药用其近成熟的果实，其果实呈球形或略呈五角状扁球形，顶端有五星状裂隙并向下凹陷，其形酷似个"臼窝"，故以"萸"字而言之。

上古时候，人皆不剃发。上层人士用帽子、簪子、丝网臼（民间俗称为"丝络络"）等物品来约束头发，而穷苦人家就用草茎编个"草臼窝"来装头发。

中药名称中凡出现"萸"字的，均表示其果实顶端为"臼"形。据笔者观察，山茱萸树上的鲜果其顶端也呈"臼窝"状。

李东垣在《珍珠囊指掌补遗药性赋》中曰："吴茱萸疗心腹之冷气。"

歌曰：吴萸辛热，能调疝气；脐腹寒疼，酸水能治。

苏木

【来源】 本品为豆科云实属植物苏木的干燥心材。

【别名】 苏枋、苏方、苏方木、棕木、赤木、红柴、红苏木、落文树。

【功用】 行血祛瘀，消肿止痛。

【释名】 本品以药材的原产地而得"苏木"之名。

李时珍在《本草纲目》中为本品释名曰："海南有苏方国，其地产此木，故名。今人省呼为苏木尔。"黄宫绣在《本草求真》中曰："苏木，功用有类红花，少用则能和血，多用则能破血。"

如果将苏木泡于清水之中，水能染成美丽的桃红色。苏木除供药用外，也是古人常用的植物性染料。

歌曰：苏木甘咸，能行积血；产后血经，兼医仆跌。

苏合香

【来源】 本品为金缕梅科枫香属植物苏合香树的树干渗出的香树脂，经加工精制而成。

【别名】 帝膏、苏合油、苏合香油、帝油流。

【功用】 开窍，辟秽，止痛。

【释名】 本品以其药材产地和具有明显的香气而得"苏合香"之名。李时珍在《本草纲目》中为本品释名曰："此香出苏合国，因以名之。"（注：古代的苏合国即现今的伊朗。）

歌曰：苏合香甘，祛痰辟秽；蛊毒能痊，梦魇能去。

伸筋草

【来源】 本品为石松科植物石松的干燥全草。

【别名】 狮子草、舒筋草、石松、狮子尾、狮子草、绿毛伸筋、小伸筋。

【功用】 祛风湿，舒筋活络。

【释名】 本品以功用而得"伸筋草"之名。

本品内服或外洗有利于筋脉的屈伸，药用其全草，故名叫"伸筋草"；民间也俗称其为"舒筋草"。

歌曰：伸筋草温，祛风止痛；通络舒筋，痹痛宜用。

沙苑子

【来源】 本品为豆科植物扁茎黄芪的干燥成熟种子。

【别名】 潼蒺藜、蔓黄芪、夏黄草、沙苑蒺藜、同州白蒺藜、沙苑蒺藜子、沙蒺藜。

【功用】 温补肝肾、固精、缩尿、明目。

【释名】 本品以其药材的原出产地而得"沙苑子"之名。

"沙苑"一词指其地方或处所。"苑"（音 yuàn），为古代养禽兽、植林木的地方，多指帝王的花园，如鹿苑、御苑等。寇宗奭在《本草衍义》中为本品释名曰："……白蒺藜，出同州沙苑牧马处。"故名"沙苑子"，又名"沙苑蒺藜"。上海市药材公司《药材资料汇编》曰："本品适宜在沙质土壤生长，主产于陕西大荔（注：即古代的同州），名'同蒺藜'；因集散于潼关，又改称为'潼蒺藜'。"

古代中医有"以形补形"和"子能明目"之说。沙苑子的形状呈肾形，其色黑，故能补肾而明目。

歌曰：沙苑子温，补肾固精；养肝明目，并治尿频。

羌活

【来源】 本品为伞形科植物羌活或宽叶羌活的干燥根茎及根。

【别名】 蚕羌、竹节羌、大头羌、条羌、黑药。

【功用】 散寒、祛风、除湿、止痛。

【释名】 本品因药材的产地及功用而得其名。"羌"是言其出产地，"活"是言其功用。

"羌"为古代的地域名（即今天的甘、青、川一带）。"活"指"活动，活力"。本品产于羌人之地，善于祛风除湿，能使肢体运动灵活，故名"羌活"。

李时珍在《本草纲目》中为本品释名曰："以羌中来者为良，故有羌活诸名。"

李东垣在《珍珠囊指掌补遗药性赋》中曰："羌活明目祛风，除筋挛肿痛。"

歌曰：羌活微温，祛风除湿；身痛头疼，舒筋活络。

芡实

【来源】 本品为睡莲科植物芡的干燥成熟种仁。

【别名】 鸡头米、鸡头实、雁喙实、雁头、乌头、水鸡头、肇实、刺莲藕、刀芡实、鸡头果、鸡咀莲、鸡头苞、刺莲蓬实。

【功用】 益肾固精，健脾止泻，除湿止带。

【释名】 本品在民间俗称为"鸡头米"，古代的文人改其俗称为雅称，将本品取名叫"芡实"。

本品原植物"芡"的花形像鸡头，故民间俗称其种子为"鸡头米"。鸡的动物特性是善"饥"，好像是经常"欠吃的、欠食"的样子，所以古代的文人将"鸡头米"又雅称其为"芡实"（欠食），"欠"与"芡"因同音而相互通假。"芡实"之名称其实是一种指代性的称谓。

陶弘景在《名医别录》中为本品释名曰："此即今子也。茎上花似鸡冠，故名鸡头。"苏颂在《本草图经》中为本品释名曰："其苞形类鸡、雁头，故有诸名。"陶弘景在《名医别录》中曰："鸡头实生雷泽池泽。八月采之。"

李东垣在《珍珠囊指掌补遗药性赋》中曰："芡实益精治白浊，兼补真元。"

歌曰：芡实味甘，能益精气；腰膝酸疼，皆主湿痹。

牡蛎

【来源】 本品为牡蛎科动物长牡蛎、大连湾牡蛎或近江牡蛎的贝壳。

【别名】 左壳蛎蛤、左顾牡蛎、牡蛤、古贲、蛎房、蚝山、蚝莆、左壳、蚝壳、海蛎子壳、海蛎子皮。

【功用】 重镇安神，潜阳补阴，软坚散结。

【释名】 本品以其鲜药材的生物学特征而得"牡蛎"之名。

"牡"字的本义指动物中的雄性。"蛎"字指其年轮的层纹。"蛎"字从"虫"，"历"声，声亦兼表意；"蛎"通"历"。许慎在《说文解字》中说："历，过也。"历的引申义指"经历、层次、分明、清晰"等。限于历史条件，古人误认为牡蛎这种动物没有雌雄之分，古人观察到牡蛎没有交配行为却能繁衍后代，所以就误认为牡蛎全是雄性。又因牡蛎外壳上有清晰的年轮层纹，所以就取名叫"牡蛎"；民间俗称其为"海蛎子"或"蚝"。

李时珍在《本草纲目》中为本品释名曰："蛤蚌之属，皆有胎生、卵生，独此化生，纯雄无雌，故得牡名……曰蛎，言其粗大也。"

李东垣在《珍珠囊指掌补遗药性赋》中曰："牡蛎涩精而虚汗收。"

歌曰：牡蛎微寒，涩精止汗；崩带胁痛，老痰祛散。

牡丹皮

【来源】 本品为毛茛科植物牡丹的干燥根皮。

【别名】 牡丹根皮、丹皮、粉丹皮、刮丹皮、木芍药、条丹皮、洛阳花。

【功用】 清热凉血，和血消瘀。

【释名】 本品因药用其牡丹的根皮而得"牡丹皮"之药名。"牡"的本义指雄性；"丹"的本义指红色。

牡丹的花朵很大，色紫红，非常艳丽，深受人们的喜爱；但古人发现牡丹用种子播种后并不出苗，只能用其根来移栽繁殖，于是古人就误认为该植物天生就是雄性，故有"牡丹"之名。

李时珍在《本草纲目》中为本品释名曰："以色丹者为上。虽结子而根上生苗，故谓之牡丹。"

李东垣在《珍珠囊指掌补遗药性赋》中曰："除结气、破瘀血，牡丹皮之用同。"

歌曰：牡丹苦寒，破血通经；血分有热，无汗骨蒸。

没药

【来源】 本品为橄榄科植物没药树或爱伦堡没药树的树脂；主产于索马里、埃塞俄比亚、印度等地；采集由树皮裂缝处渗出的白色油胶树脂，于空气中变成红棕色坚硬的团块。

【别名】 末药、明没药、原没药、胶质没药。

【功用】 消肿定痛。

【释名】 本品是外来的药物，以外语的音译而得其药名。

李时珍在《本草纲目》中为本品释名曰："没药生波斯国，其块大小不定，黑色，似安息香。……'没''末'皆梵言。"李时珍在这里所说的"梵言"是指古印度的语言。古印度人将本品称"没"，中医药用时也就依其译音将本品称"没药"了。

李东垣在《珍珠囊指掌补遗药性赋》中曰:"没药乃治疮散血之科。"

歌曰:没药温平,治疮止痛;跌打损伤,破血通用。

麦芽

【来源】 本品为禾本科植物大麦的成熟果实经发芽干燥的炮制加工品。

【别名】 大麦蘖、麦蘖、大麦毛、大麦芽。

【功用】 行气消食,健脾开胃,退乳消胀。

【释名】 本品为禾本科植物大麦的成熟果实经发芽干燥而得,故名"麦芽"。

倪朱谟在《本草汇言》中曰:"大麦芽,和中消食之药也。"

李东垣在《珍珠囊指掌补遗药性赋》中曰:"麦芽有助脾化食之功。"

歌曰:麦芽甘温,能消宿食;心腹膨胀,行血散滞。

麦冬

【来源】 本品为百合科多年生草本植物麦冬的块根。

【别名】 麦门冬、沿阶草、杭麦冬、川麦冬、寸冬、小麦门冬、韭叶麦冬。

【功用】 养阴生津,润肺清心。

【释名】 本品以其药材及原植物的形态而取名叫"麦门冬",简称"麦冬"。"麦"是言该植物像麦苗,"冬"是言该植物在冬天而药成。

本品的原植物在民间俗称"沿阶草",其地上之苗酷似麦苗;到冬天时,其须根膨大而长成药。古人将麦的须根称作"虋(mén)",后人以同音的"门"字省代之,故有"麦门冬"之药名,简称"麦冬"。

李时珍在《本草纲目》中曰:"麦须曰'虋(mén)',此草似麦而根有须,其叶如韭,凌冬不凋,故谓之'麦虋冬'……俗作'门冬',简称'麦冬',又名寸冬。"

李东垣在《珍珠囊指掌补遗药性赋》中曰:"麦门冬清心,解烦渴而除肺热。"

歌曰:麦冬甘寒,解渴祛烦;止逆下气,虚热自安。

芦荟

【来源】 本品为百合科植物库拉索芦荟及好望角芦荟的汁液经浓缩的干燥物。

【别名】 卢会、讷会、象胆、奴会、劳伟。

【功用】 泻下通便，清肝，杀虫。

【释名】 本品是采集百合科植物库拉索芦荟及好望角芦荟的叶片，人工从中提取其黑色液汁，凝聚后如"饴"，干燥后入药，故名"芦荟"。

"芦"字的本义指"黑色"。"荟"字的本义指"聚集"。"芦"与"荟"二字联用所表达的意思是"黑色的聚集物"。

本品为草木汁液的凝集物，其颜色黑，其状如饴，故名"芦荟"。俗呼为"象胆"，是因其味苦如胆也。

歌曰：芦荟气寒，杀虫消疳；癫痫惊搐，服之立安。

芦根

【来源】 本品为禾本科植物芦苇的根茎。

【别名】 芦茅根、苇子根、苇根、芦头、芦柴根、芦通、芦芽根、甜梗子。

【功用】 清热生津，除烦，止呕，利尿。

【释名】 本品以其药用的部位而命名，因药用其芦苇的根茎而得"芦根"之名。

苇之初生曰"葭"，未秀曰"芦"，长成曰"苇"。本品乃芦之根茎，故名"芦根"。

本品以鲜用为佳，鲜用时处方名须写作"鲜芦根"；如果处方中写"芦根"，则指其干燥品。

歌曰：芦根甘寒，清热生津；烦渴呕吐，肺痈尿频。

连翘

【来源】 本品为木犀科植物连翘的干燥果实，秋季果实初熟尚带绿色时采收，除去杂质，蒸熟，晒干，习称"青翘"；果实熟透时采收，晒干，除去杂质，习称"老翘"或"黄翘"。

【别名】 连壳、黄花条、黄奇丹、青翘、落翘、老翘、黄翘。

【功用】 清热解毒，消肿散结。

【释名】 本品以药材的性状而得"连翘"之名。本品的果实在完全成熟后会呈现出"连而翘之"的形状，故省称为"连翘"。

本品药用的是果实，其果实在将近成熟时呈卵状椭圆形或长椭圆形，先端喙状、渐尖；这时候采收的药材颜色呈现青绿色，习称为"青翘"。本品在其果实完全成熟后果壳会裂为两瓣，上部呈"V"字形裂开，但下部仍然相连，这时采收的药材颜色呈现黄色，习称"黄翘"，也称"老翘"。中医传统认为，黄翘的药效最佳。苏颂在《图经本草》中为本品释名曰："其实似莲作房，翘出众草，故名。"连翘成熟后具有外翘开裂的"自然之象"，故被历代医家视为"疮家之圣药"。

李东垣在《珍珠囊指掌补遗药性赋》中曰："连翘排疮肿脓与肿毒。"

歌曰：连翘苦寒，能消痈毒；气聚血凝，温热堪逐。

芥子

【来源】 本品为十字花科一年生或二年生草本植物白芥或同属植物芥的种子；前者习称"白芥子"，后者习称"黄芥子"。

【别名】 白芥子、黄芥子、芥菜子、青菜子。

【功用】 温肺豁痰利气，散结通络止痛。

【释名】 本品因其特殊气味而得"芥子"之药名。

李时珍在《本草纲目》中为本品释名曰："按：王安石《字说》曰：芥者，界也。发汗散气，界我者也。"王祯在《农书》中为本品释名曰："其气味辛烈，菜中之介然者，食之有刚介之象，故字从'介'。"

芥子研碎后再加冷水浸湿，就会散发出浓烈的辛辣气味，作为调味品使用时称之为"芥末"。人如果食用芥末过量，鼻涕和眼泪就会马上流下来，其面部表情与食用之前完全不同，这就是"芥"的作用，它能将人的面部表情进行"分界"。

本品内服善于温化寒痰，散结止痛。本品外用有引赤发泡、散结通络的功效。

歌曰：白芥子辛，专化胁痰；疟蒸痞块，服之能安。

何首乌

【来源】 本品为蓼科植物何首乌的干燥块根。

【别名】 首乌、地精、赤敛、陈知白、红内消、马肝石、疮帚、山奴、山哥、山伯、山翁、山精、夜交藤根、黄花污根、血娃娃、小独根、田猪头、铁称陀、赤首乌、山首乌、药首乌、何相公。

【功用】 生首乌能解毒（截疟），润肠通便，消痈；制首乌能补益精血，乌须发，强筋骨，补肝肾。

【释名】 本品是以最先采服此药的"何能祠"之"诨名（注：人名、外号）"而作为了药名。

何，族姓也；首，人头也；乌，黑色也。如果用现代的白话文说："何首乌"即"何黑头"，其意思是"那个姓何的老头由'白头'变成了'黑头'。"

《日华诸家本草》为本品释名曰："其药《本草》无名，因何首乌见藤夜交，便即采食有功，因以采人为名尔。"李时珍在《本草纲目》中收载有一篇《何首乌传》，其文曰："李翱乃著《何首乌传》曰：'何首乌者，顺州南河县人。祖名能嗣，父名延秀。能嗣本名田儿，生而阉弱，年五十八，无妻子，常慕道术，随师在山。一日醉卧山野，忽见有藤二株，相去三尺余，苗蔓相交，久而方解，解了又交。田儿惊讶其异，至旦遂掘其根归。问诸人，无识者。后有山老忽来。示之。答曰：子既无嗣，其藤乃异，此恐是神仙之药，何不服之？遂杵为末，空心酒服一钱。七日而思人道，数月似强健，因此常服，又加至二钱。经年旧疾皆痊，发乌容少。十年之内，即生数男，乃改名'能嗣'。又与其子延秀服，皆寿百六十岁。延秀生首乌。首乌服药，亦生数子，年百三十岁，发犹黑。有李安期者，与首乌乡里亲善，窃得方服，其寿亦长，遂叙其事而传之云'。"

李东垣在《珍珠囊指掌补遗药性赋》中曰："何首乌治疮疥之资。"

歌曰：何首乌甘，添精种子；黑发悦颜，强身延年。

鸡血藤

【来源】 本品为豆科植物密花豆的干燥藤茎。

【别名】 血风、血藤、大血藤、血风藤、三叶鸡血藤、九层风。

【功用】 补血活血，通络。

【释名】 本品以其原植物的特征而命名。

赵学敏在《本草纲目拾遗》中为本品释名曰："土人得之，以刀斫（zhuó）断，则汁出如血。"

砍断本品的鲜藤，就会流出像鸡血样的红色汁液，故本品得"鸡血藤"之称。

歌曰：鸡血藤温，血虚宜用；月经不调，麻木酸痛。

鸡内金

【来源】 本品为雉科动物家鸡的干燥砂囊内壁。

【别名】 鸡肫胵、鸡肫内黄皮、鸡肫皮、鸡黄皮、鸡食皮、鸡合子、鸡中金、化石胆、化骨丹。

【功用】 健胃消食，涩精止遗。

【释名】 "鸡"与"饥"因其同音而相互为通假字；"鸡"者，"饥"也！鸡这个动物最明显的特点是消化能力特别强，它经常处于饥饿的状态之中，需要时时觅食，故得"鸡"（饥）名。

本品因药用其鸡的干燥砂囊内壁，其药材的颜色呈金黄色，故取名叫"鸡内金"。

本品有很好的健胃消食作用，民谚云："娃娃厌食病，就吃鸡内金。"

歌曰：鸡内金平，消食强胃；遗精遗尿，小儿疳积。

鸡冠花

【来源】 本品为苋科植物鸡冠花的干燥花序。

【别名】 鸡公花、鸡髻花、鸡冠头、鸡冠苋。

【功用】 收敛止血，止带，止痢。

【释名】 本品因药材的形状和颜色很像公鸡之冠，故名"鸡冠花"。

无名氏留有《咏鸡冠花》诗一首，形象生动地解释了该药名称的由来，其诗云：

红红发髻绿绿袄，昂立花间不会跑。

盛开长夏秋天里，犹似雄鸡欲报晓。

本品有止血、止带之药效。

歌曰：鸡冠花凉，凉血止血；妇人带下，赤白下痢。

花蕊石

【来源】 本品为变质岩类岩石蛇纹大理岩。

【别名】 花乳石、白云石。

【功用】 化瘀，止血。

【释名】 花蕊石之药名是本品形象的简称。

本品药材的表面呈白色或淡灰白色，夹杂有淡黄色或黄绿色的点状或条纹彩晕，在阳光下有闪烁的星状光泽，如同花蕊般好看，故名"花蕊石"。本品的药名也就是本品药材的鉴别特征。

李东垣在《珍珠囊指掌补遗药性赋》中曰："花蕊石治金疮，血行则却。"

歌曰：花蕊石寒，善止诸血；金疮血流，产后血涌。

花椒

【来源】 本品为芸香科落叶灌木或小乔木花椒（蜀椒、川椒）或青椒（香椒子、野椒）的果皮。

【别名】 檓、大椒、秦椒、南椒、巴椒、蓎藙、陆拨、汉椒、点椒。

【功用】 温中止痛，杀虫止痒。

【释名】 本品依其鲜果的形状、颜色及其功用而得"花椒"之名。

"花"言其鲜果实的形状和颜色。花椒成熟后呈鲜艳的紫红色，顶端常裂为四瓣，其形如紫红色的小花。

"椒"言其药力。"椒"字是由"木、卡、又"三字组成的一个会意字。"木"表示树木。"卡"表示关卡、卡顿。"又"是"手"的变体字，表示人手。由"木、卡、又"这三个字组成的会义字就表示：人手从树上采摘的这个东西有卡顿喉咙的药力（注：鲜嚼花椒时人就会有喉咙被卡住、产生闭气的感觉）。

按照干燥花椒的性状也可以理解其药名的含义。"椒"，从"木"从"叔"，会意。"叔"为豆类的总称。本品的果实呈球形，似豆，故作"椒"。花椒的蓇葖果成熟后色鲜红，果壳常裂为四瓣，其形如花朵，故名"花椒"，又称红椒、红花椒、大红袍等。青椒者，其果实成熟后为灰绿色或棕绿色，故名"青椒"，又称为"青花椒"。另有"秦椒""蜀椒""川椒"等称谓，皆是以其产地而冠名之。

有人误以为青椒就是未成熟的花椒，其实青椒与花椒来源于两种不同的植物。青椒完全成熟后的颜色也是青绿色的，而花椒成熟了则会变为紫红色。

李东垣在《珍珠囊指掌补遗药性赋》中曰："观夫：川椒达下，干姜暖中。……秦椒主攻痛而去风。"

歌曰：川椒辛热，却邪逐冷；明目杀虫，温而不猛。

含羞草

【来源】 本品为豆科害羞草属植物害羞草的干燥全草。

【别名】 感应草、知羞草、呼喝草、怕丑草。本名为"害羞草"。

【功用】 宁心安神，清热解毒。

【释名】 本品以其原植物叶子的"特异功能"得名"害羞草"之名。

"害羞草"有一种很古怪的"脾气"，就像一个大姑娘似的，当人用手轻轻碰一下它的叶子，她就像是害羞了似的，敏感地把叶子合拢起来，叶柄亦随之低垂下去。吴其濬在《植物名实图考》中为本品释名曰："……手拂气嘘似皆知觉，大声恫喝，即使俯伏。"所以有害羞草、知羞草、怕羞草、怕丑草、感应草、喝呼草、含羞草等诸多的名称。今人将害羞草之"害"字误写为"含"，虽然仍有其"怕羞"的意思，但毕竟有失本义，究其原因，实由一韵之转所致（害：音 hai；含：音 han；声母皆为 h）。

本品味甘、涩；性凉；有宁心安神，清解热毒的功用。

歌曰：含羞草凉，利湿通络；止咳化痰，和胃消积。

龟甲

【来源】 本品为龟科动物乌龟的干燥背甲及腹甲。

【别名】 龟板、乌龟壳、乌龟板、下甲、血板、烫板、龟壳、龟上甲。

【功用】 滋阴潜阳，益肾强骨，养血补心。

【释名】 本品以入药的部位而得其药名。

"龜"为象形字，画作乌龟之形；简化字写作"龟"。本品因药用其乌龟的腹甲及背甲而得其药名。龟背的纹理像八卦图，故又得"灵龟"之名。龟的寿命长达百年之上，常年蛰伏于阴暗处，少动耐饥，得天地之阴气最重，故能大补人体之元阴。龟的下甲称为"龟板"，上甲称为"龟上甲"，上甲与下甲合称为"龟甲"。

本品多醋制后入药，称"醋龟板"或"醋龟甲"。

李东垣在《珍珠囊指掌补遗药性赋》中曰："龟甲坚筋骨，更疗崩疾。"

歌曰：龟甲味甘，滋阴补肾；止血续筋，更医颅囟。

谷芽

【来源】 本品为禾本科植物粟的成熟果实经发芽干燥而成。

【别名】 粟芽、蘖米、谷蘖、小米芽。

【功用】 消食和中，健脾开胃。

【释名】 本品为粟发芽后的干燥品。"粟"在民间俗称为"谷子"，或简称"谷"，所以本品就有了"谷芽"之名。

本品主治食积停滞，胀满泄泻，脾虚少食，脚气浮肿等病症。由于南北地域的药用习惯有所不同，在中国南方地区习惯以稻芽作为"谷芽"来药用，而北方地区由于盛产粟（即小米），所用的"谷芽"即为本品。

李东垣在《珍珠囊指掌补遗药性赋》中曰："谷芽养脾。"

歌曰：谷芽甘平，养胃健脾；饮食停滞，并治不饥。

谷精草

【来源】 本品为谷精草科植物谷精草的干燥带花茎的头状花序。

【别名】 耳朵刷子、挖耳朵草、珍珠草、鼓槌草、衣钮草、谷精珠。

【功用】 疏散风热，明目退翳。

【释名】 本品以其药材的生境而得"谷精草"之药名。

李时珍在《本草纲目》中为本品释名曰："……谷田余气所生，故曰'谷精'。"本品原植物的生长周期较短，农民在秋天将谷子收割完之后，它才从收割完谷子的土地里生长出幼苗来；因此古人就认为它是由谷子剩余的精气所化生，所以就取名叫"谷精草"。

歌曰：谷精草辛，牙齿风痛；口疮咽痹，眼翳通用。

附子（含：川乌、天雄；附：草乌 ）

【来源】 本品为毛茛科植物乌头子根的加工品。

【别名】 附片、盐附子、黑顺片、白附片。

【功用】 回阳救逆，补火助阳。

【释名】 古人按其药材生成之寓意为本品取名叫"附子"。

乌头、附子和天雄，实际上是来自于同一种植物的不同药材。

毛茛科植物乌头的主根称"乌头"；其膨大了的侧根称为"附子"。因主根的形状像乌鸦的头，故称其为"乌头"；又因其主根周围附生有多数膨大的侧根，如同子女围绕在母亲身旁一样，故称其侧根为"附子"。

陶弘景在《名医别录》中为本品释名曰："乌头与附子同根。附子八月采，八角者良。乌头四月采。春时，茎初生有脑头，如乌乌之头，故谓之乌头。"李时珍在《本草纲目》中为本品释名曰："……初种为乌头，像乌之头也，附乌头而生者为附子，如子附母也。乌头如芋魁，附子如芋子，盖一物也。"乌头、附子，皆因其形状而得名。

有少数乌头的主根不结"附子"，只是将自身的个头长得很大，古人认为不能产子者是"天生的雄性"，故称其为"天雄"。中医经验认为天雄的回阳之力最胜。

李东垣在《珍珠囊指掌补遗药性赋》中曰："附子疗虚寒反胃，壮元阳之方。川乌破积，有消痰治风痹之功。天雄散寒，为去湿助精阳之药。"

歌曰：附子辛热，性走不守；四肢厥冷，回阳有功。

　　　川乌大热，搜风入骨；湿痹寒痛，破积之物。

附：草乌

草乌为毛茛科植物北乌头的干燥块根，其原植物与川乌同科同属而不同种；其药材的形状略似川乌，但干瘪皱缩，二者药材之间的区别明显；由于其药材多来自于野生品，故称其为"草乌"。

川乌和草乌都有大毒，也都具有祛风除湿、温经止痛的作用，不过川乌的毒性要小一点，草乌的毒性要大一点。川乌较草乌温里散寒之力强，还可治疗心腹冷痛、寒疝作痛等里寒证。草乌的药力及毒性较川乌峻猛，但温阳之力稍弱，长于除痹止痛，故中医在临床上多用于风湿痹痛的治疗。

歌曰：草乌有毒，先煎久煎；搜风胜湿；散寒定痛。

佛手

【来源】 本品为芸香科柑橘属植物佛手的干燥近成熟果实。

【别名】 佛手柑、手柑、五指橘、飞穰、蜜罗柑、五指香橼、五指柑。

【功用】 疏肝理气，和胃止痛。

【释名】 本品是根据其药材的形状而得"佛手"之药名。

本品药用其芸香科柑橘属植物佛手的干燥果实，该果实形状像人的手。李时珍在《本草纲目》中为本品释名曰："其实状如人手。"故名。

歌曰：佛手味甘，解郁疏肝；理气和中，燥湿化痰。

杜仲

【来源】 本品为杜仲科植物杜仲的干燥树皮。

【别名】 思仙、思仲、木绵、檰、石思仙、扯丝皮、丝连皮、玉丝皮、丝棉皮。

【功用】 补肝肾，强筋骨，安胎。

【释名】 本品以民间传说中的人名作为药名。

据民间传言，从前，有一个名叫"杜仲"的人，因常服本品而得道成仙，所以，后世的人们就以其人名而作为了本品的药名。李时珍在《本草纲目》中为本品释名曰："昔有杜仲，服此得道，因以名之。"

李东垣在《珍珠囊指掌补遗药性赋》中曰："杜仲益肾而添精，去腰膝重。"

歌曰：杜仲甘温，腰痛脚弱；阳痿尿频，安胎良药。

赤小豆

【来源】 本品为豆科植物赤小豆或赤豆的干燥成熟种子。

【别名】 赤豆、红饭豆、饭豆、蛋白豆、赤山豆，饭豆、菜豆、赤豇豆、红豆、四季豆、小豆、红小豆、猪肝赤、杜赤豆、小红绿豆、虱蝌豆、朱赤豆、金红小豆、朱小豆、茅柴赤、米赤豆。

【功用】 利水消肿，解毒排脓。

【释名】 本品依药材的来源及形状而得其药名。

因本品的药材来源为豆类农作物的种子，其种子色赤（红色），比其他豆类粮食的颗粒略小，故名曰"赤小豆"。

李东垣在《珍珠囊指掌补遗药性赋》中曰："赤小豆解热毒，疮肿宜用。"

歌曰：赤小豆平，活血排脓；又能利水，退肿有功。

赤芍（含：白芍）

【来源】 本品为毛茛科植物芍药或川赤芍的干燥根。

【别名】 木芍药、赤芍药、红芍药、草芍药、山芍药。本品的古名叫"芍药"。

【功用】 清热凉血，散瘀止痛。

【释名】 本品在古本草书籍中的原名叫"芍药"。

药名"芍药"者，因其该植物的花朵非常美丽，而且枝干柔软，有"风姿绰约"之貌，"芍药"之原意是表示其"绰约"也。李时珍在《本草纲目》中为本品释名曰："芍药，犹'绰约'也。美好貌。此草花容绰约，故以为名。"

芍药的根因其产地加工方法的不同，在近代形成了赤芍与白芍两种不同的药材商品。鲜药材直接晒干，呈暗红色，因为在古汉语中红色曰"赤"，故药名叫"赤芍药"，简称"赤芍"。鲜芍药的根用开水烫煮后除净外皮再晒干后药材呈现牙白色，故药名叫"白芍药"，简称"白芍"。

赤芍能清热、凉血、活血；白芍能养血柔肝、调经止痛。二者的功用不同，故中医在临床上将二者分开使用。

李东垣在《珍珠囊指掌补遗药性赋》中曰："赤芍药破血而疗腹痛，烦热亦解；白芍药补虚而生新血，退热尤良。"

歌曰：白芍酸寒，能收能补；泻痢腹痛，虚寒勿与。

　　　　赤芍酸寒，能泻能散；破血通经，产后勿犯。

赤石脂

【来源】 本品为硅酸盐类矿物多水高岭石族多水高岭石，主含含水硅酸铝。

【别名】 赤符、红高岭、赤石土、吃油脂、红土。

【功用】 涩肠，止血，生肌，敛疮。

【释名】 本品以其药材的颜色及性状而取名为"赤石脂"。

本品药材的表面呈现粉红色、红色或紫红色，或有红白相间的花纹，其质地光滑如油脂，故名"赤石脂"。

李东垣在《珍珠囊指掌补遗药性赋》中曰："赤石脂治精浊而止泻，兼补崩中。"

歌曰：赤石脂温，保固胃肠；溃疡生肌，涩精止泻。

远志

【来源】 本品为远志科植物远志或卵叶远志的干燥根。

【别名】 小草、细草、小鸡腿、细叶远志、线茶、远志肉、远志筒。

【功用】 安神益智，祛痰，消肿。

【释名】 本品因其功用而得"远志"之药名。

远志味辛，能入心经，有开通心窍之特殊功用。《黄帝内经》曰："心为君主之官，神明出焉！"一个人如果出现昏聩神呆，这是心窍不开之故；人如果开了心窍，自然就会有远大的志向。

贾所学在《药品化义》中为本品释名曰："远志，味辛重，大雄，入心开窍，宣散之药。凡痰涎伏心，壅塞心窍，致心气实热，为昏聩神呆，语言謇涩，为睡卧不宁，为恍惚惊怖，为健忘，为梦魇，为小儿客忤，暂以豁痰利窍，使心气开通，则神魂自宁也。"张秉成在《本草便读》中为本品释名曰："所谓远志者，以肾藏志，远志能宣泄肾邪，邪着则志不定，邪去而志自远大也。"李时珍在《本草纲目》中为本品释名曰："此草服之能益智强志，故有远志之称。"

李东垣在《珍珠囊指掌补遗药性赋》中曰："小草、远志具有宁心之妙。"

歌曰：远志气温，能驱惊悸；安神镇心，令人多记。

陈皮

【来源】 本品为芸香科植物橘及其栽培变种的干燥成熟果皮。

【别名】 原名为橘皮。别名：橘皮、贵老、黄橘皮、红皮、橘子皮、广橘皮。

【功用】 理气健脾，燥湿化痰。

【释名】 中医经验认为本品入药以陈久者为良，故取其药名叫"陈皮"。

中医经验认为新鲜的橘皮味较辛辣、气爆而烈，入药一般以放置陈久、辛辣之味缓和者为良，故名曰"陈橘皮"，简称"陈皮"。

本品有很好的开胃化湿效果，在炎热潮湿的南方深受人们的推崇，广东一带有民谚曰："一两陈皮一两银，百年陈皮赛黄金。"

李东垣在《珍珠囊指掌补遗药性赋》中曰："橘皮开胃去痰，导壅滞之逆气。"

歌曰：陈皮辛温，顺气宽膈；留白和胃，消痰去白。

沉香

【来源】 本品为瑞香科植物沉香或白木香含有树脂的木材。

【别名】 迦南沉香、栈香、沉水香、海沉香、海南沉香。

【功用】 行气止痛，温中止呕，纳气平喘。

【释名】 本品以其药材的鉴别特征而得"沉香"之药名。

本品由于其木质中含有大量芳香性的黑色树脂，比重大于水，质坚，体重，置水中能沉于水底；又因其本品的气味极其芳香，故名曰"沉水香"，简称"沉香"。

李东垣在《珍珠囊指掌补遗药性赋》中曰："沉香下气补肾，定霍乱之心痛。"

歌曰：沉香降气，暖胃追邪；通天彻底，气逆为佳。

苍耳子

【来源】 本品为菊科一年生草本植物苍耳的干燥带总苞果实。

【别名】 苍耳、老苍子、苍子、菓耳、苍刺头、毛苍子、痴头猛、羊带归。

【功用】 散风除湿，通鼻窍。

【释名】 本品因其药材的形状如耳坠，故得"苍耳子"之药名。

苏颂在《图经本草》中曰："陆玑《诗疏》曰：其实正如妇人耳珰，今或谓之'耳珰草'。"我们据此则知，苍耳子的"苍"字是言其色，指其具有"苍茫之色"。"耳"字与"子"字都是言其形，"耳"指其形状像个耳坠；"子"则是对植物果实及种子的统称。"苍耳子"药名所表达的原意是"像其耳坠的灰黄色果实"。

李东垣在《珍珠囊指掌补遗药性赋》中曰："苍耳子透脑止涕；威灵仙宣风通气。"

歌曰：苍耳子苦，善通鼻窍；祛风湿痹，瘙痒堪尝。

补骨脂

【来源】 本品为豆科植物补骨脂的干燥成熟果实。

【别名】 胡韭子、婆固脂、破故纸、补骨鸱、黑故子、胡故子、吉固子、黑故子。

【功用】 温肾助阳，纳气止泻。

【释名】 本品以其功效而得"补骨脂"之药名。

《黄帝内经》曰："肾主骨，生髓。""骨脂"即骨髓也。因本品有补骨生髓的药效，故取名叫"补骨脂"。

李时珍在《本草纲目》中为本品释名曰："补骨脂，言其功也。胡人呼为'婆固脂'，而俗讹为'破故纸'也。"

李东垣在《珍珠囊指掌补遗药性赋》中曰："破骨脂温肾，补精髓与劳伤。"

歌曰：补骨脂温，腰膝酸痛；兴阳固精，盐酒炒用。

阿胶

【来源】 本品为马科动物驴的皮经去毛、清洗、煎煮、浓缩制成的固体胶。

【别名】 驴皮胶、傅致胶、盆覆胶。

【功用】 补血，滋阴，润燥，止血，安胎。

【释名】 本品因药材的原产地只取其"阿（ē）"井之水来熬制驴皮胶，故将其产品取名叫阿胶。

古时候，用阿井之水熬制的驴皮胶最为驰名，为了与其他产地的驴皮胶相区别，故"阿胶"之名一直保留至今。现代，仍以产于山东省东阿县的阿胶为其道地药材。阿胶历来属于名贵药材，是补血的良药。

李东垣在《珍珠囊指掌补遗药性赋》中曰："阿胶而痢嗽皆止。"

歌曰：阿胶甘平，止咳脓血；吐血胎崩，虚羸可啜。

阿魏

【来源】 本品为伞形科植物新疆阿魏或阜康阿魏的树脂。春末夏初盛花期至初果期，分次由茎上部往下斜割，收集渗出的乳状树脂，阴干。

【别名】 阿虞、臭阿魏、魏去疾、五彩魏、熏渠、哈昔泥、阿虞、形虞、细叶阿魏。

【功用】 消积，化症，散痞，杀虫。

【释名】 本品因具有强烈的蒜臭味而得"阿魏"之名。

"魏"与"畏"因其音同而相互通假。李时珍在《本草纲目》中为本品释名曰："夷人自称曰'阿'，此物极臭，阿之所畏也。波斯国呼为阿虞，天竺国呼为形虞，《涅槃经》谓之央匮。蒙古人谓之哈昔泥，元时食用以和料。"据此可知，"阿"是指我国境外的阿拉伯民族，阿人居住的地方出产阿魏。阿魏之名与其特殊的臭味有关，因为人们一闻到这强烈的臭气就要用手捂上鼻子，躲得远远的，好像很畏惧的样子，故名"阿魏"。

李东垣在《珍珠囊指掌补遗药性赋》中曰："阿魏除邪气而破积。"

歌曰：阿魏性温，除症破结；止痛杀虫，传尸可灭。

诃子

【来源】 本品为使君子科植物诃子或其变种绒毛诃子的干燥成熟果实。

【别名】 诃黎勒、诃黎、诃梨、随风子。

【功用】 涩肠止泻，敛肺止咳，利咽开音。

【释名】 本品之名称由其外语名称的音译（直译）而来。

本品原本为外来药材，外国人叫它"诃（hē）黎勒"，故国人也依其音而呼之。李时珍在《本草纲目》中为本品释名曰："……从波斯船上来。"本品原名"诃黎勒"，今简称为"诃子"。

本品生用时药名叫"诃子肉"；煨制后药名叫"煨诃子肉"。

李东垣在《珍珠囊指掌补遗药性赋》中曰："诃子生津止渴，兼疗滑泄之疴。"

歌曰：诃子味苦，涩肠止痢；痰嗽喘急，降火敛肺。

板蓝根（含：大青叶、南板蓝根）

【来源】 本品为十字花科大青属植物菘蓝或爵床科马蓝属植物马蓝的干燥根，后者习称南板蓝根。

【别名】 马蓝、木蓝、蓼蓝、菘蓝、山蓝、大蓝根、马蓝根、蓝龙根、土龙根、大靛。

【功用】 清热解毒，凉血利咽。

【释名】 板蓝根的本名叫"靛蓝根"，因后世的转音而讹写（注：将"靛"字讹写为"板"字）成了"板蓝根"。

本品原植物为十字花科大青属植物菘蓝。菘蓝是古代提取青蓝色天然染料"靛蓝"的原材料。靛蓝从前是国人用来染布的主要染料。靛蓝也可入药，入药时名叫"青黛"。菘蓝的叶子亦供药用，其药名叫"大青叶"。大青叶亦因其叶能制作靛蓝而得"大青叶"之名。

十字花科植物菘蓝和爵床科植物马蓝这两种植物都可以作为提取靛蓝的原料，其根均可供药用，故均取名为"靛蓝根"。今人将靛蓝根之"靛"误写为"板"，乃系一声之转所致（注：靛，音 diàn；板，音 biǎn；韵母皆为 an）。

另外，靛蓝根之"蓝"字不可误写为"兰"。"兰"为"阑"的简化字，"蓝"与"兰"二者风马牛不相及也！

歌曰：板蓝根寒，清热解毒；凉血利咽，大头瘟毒。

　　　大青叶寒，伤寒热毒；黄汗黄疸，时疫宜服。

败酱草（附：北败酱草）

【来源】 本品为败酱科植物黄花败酱和白花败酱的带根全草。

【别名】 黄花败酱、龙芽败酱、黄花龙牙、曲菜、野黄花、鹿肠、鹿首、马草、泽败、鹿酱、酸益、苦菜、苦蘵、野苦菜、苦猪菜、苦斋公、豆豉草、苦苣。

【功用】 清热解毒，祛瘀止痛，消肿排脓。

【释名】 本品因其气味而得"败酱草"之名。

本品药材具有腐败了的豆酱气，因药用其全草，故名叫"败酱草"。

歌曰：败酱微寒，善治肠痈；解毒行瘀，止痛排脓。

附：北败酱草

在中国北方地区，按中医传统的地方药用习惯，以菊科植物全叶苦苣菜或苦苣菜的干燥幼苗或全草作为"败酱草"来入药，药名叫"北败酱草"；其功用类同败酱草。南败酱草和北败酱草二者皆有清热解毒、消痈排脓、活血行瘀的功用。

知母

【来源】 本品为百合科植物知母的干燥根茎。

【别名】 蒜辫子草、羊胡子根、地参、蚳母、连母、水参、货母、蝭母、芪母、提母。

【功用】 清热泻火，生津润燥。

【释名】 本品以其鲜药材的形状而命名为"蚳母"，后因其讹传而写成了"知母"。

李时珍在《本草纲目》中为本品释名曰："宿根之旁，初生之根，状如蚳、虻之状，故谓之蚳母，讹为知母。"

本品药用的是其根状茎，因其根茎肥大横生，上生许多黄褐色纤维，下生多数粗长须根，其状如蚳虻（读音：chíméng）。蚳指蚁卵；虻指啮人吸血的飞虫。许慎在《说文解字》中曰："蚳，啮人飞虫也。"古人误认为该植物是产生"蚳"和"虻"的母亲，故称其为"蚳母"，在后世又讹传成了"知母"。

本品的药材带外皮者习称为"毛知母"；除去外皮者习称为"光知母"或"知母肉"。用盐水炒后称为"盐知母"。

李东垣在《珍珠囊指掌补遗药性赋》中曰："知母止嗽而骨蒸退。"

歌曰：知母味苦，热渴能除；骨蒸有汗，痰咳能舒。

泽泻

【来源】 本品为泽泻科植物泽泻的干燥块茎。

【别名】 水泽、如意花、车苦菜、天鹅蛋、天秃、一枝花、水泻、芒芋、鹄泻、泽芝、及泻、禹孙。

【功用】 利水，渗湿，泄热。

【释名】 本品因其功用而得"泽泻"之药名。

李时珍在《本草纲目》中为本品释名曰："去水曰'泻'，如泽水之泻也。"泽泻之药名是言其本品的药力强大，其利水的作用就像是将沼泽里的水引流开，让其快速排干的样子。

李东垣在《珍珠囊指掌补遗药性赋》中曰："泽泻利水通淋而补阴不足。"

歌曰：泽泻甘寒，消肿止渴；除湿通淋，阴汗自遏。

泽兰

【来源】 本品为唇形科植物毛叶地瓜儿苗的干燥地上部分。

【别名】 地瓜儿苗、地笋、甘露子、方梗、泽兰药。

【功用】 活血化瘀，行水消肿。

【释名】 本品因其原植物喜生于沼泽之地，其鲜药材又具有兰花样的香气，故名"泽兰"。

歌曰：泽兰甘苦，痈肿能消；打仆伤损，肢体虚浮。

郁金

【来源】 本品为姜科植物温郁金、姜黄、广西莪术或蓬莪术的干燥块根。前两者分别习称"温郁金"和"黄丝郁金"，其余按性状不同又习称"桂郁金"或"绿丝郁金"。

【别名】 玉金、白丝郁金、马莲、五帝足、黄郁。

【功用】 行气化瘀，清心解郁，利胆退黄。

【释名】 本品根据其药材的颜色与功用而取名叫"郁金"。

"郁"是言其本品善治"郁证"。"金"是言其药材的颜色（色黄如金），"金"也表示其本品很金贵。

朱丹溪在《本草衍义补遗》中为本品释名曰："古人用治郁遏不能升者，恐命名因此也。"

歌曰：郁金味苦，破血行气；血淋溺血，郁结能舒。

郁李仁

【来源】 本品为蔷薇科植物欧李、郁李或长柄扁桃的干燥成熟种子。前两种习称"小李仁"，后一种习称"大李仁"。

【别名】 小李仁、大李仁、郁子、郁里仁、李仁肉。

【功用】 润肠通便，下气利水。

【释名】 郁李又称为赤李子、李梅、李子，它是一种中国北方常见的夏季时令水果，因为成熟之后能散发出浓郁的特异香气，故文化人将它雅称为"郁李"。因中医只药用其种仁，故取名叫"郁李仁"。

本品因含有丰富的油脂，入药能润燥滑肠，缓缓地通利大便。

李东垣在《珍珠囊指掌补遗药性赋》中曰："郁李仁润肠宣水，去浮肿之疾。"

歌曰：郁李仁酸，破血润燥；消肿利便，关格通导。

鱼腥草

【来源】　本品为三白草科植物蕺菜的干燥地上部分。

【别名】　侧耳根、猪鼻孔、臭草、鱼鳞草、臭菜、臭根草、臭灵丹、蕺菜。

【功用】　清热解毒，消痈排脓，利尿通淋。

【释名】　本品依其气味而得"鱼腥草"之名。

本品药材有浓烈的鱼腥样气味，药用其全草，故名"鱼腥草"。

本品在鲜嫩时其地上部分和地下部分均可作为蔬菜来食用，四川人喜食其根茎，将其根茎习称为"折耳根"。

歌曰：蕺菜微寒，肺痈宜服；熏洗痔疮，消肿解毒。

油松节

【来源】　本品为松科树木油松或马尾松的瘤状节或分枝节，锯取后阴干而成的药材。

【别名】　黄松木节、松郎头、油松节。

【功用】　祛风除湿，通络止痛。

【释名】　李时珍在《本草纲目》中为本品释名曰："按：王安石《字说》曰：松柏为百木之长。松，犹'公'也；柏，犹'伯'也。故'松'从'公'；'柏'从'伯'。"

公公、伯伯，都是人对长辈的敬称。以人而言其物，表示其松树和柏树都是树木中寿命较长的树种。本品为松树的节，含有丰富油脂，故名叫"油松节"。

中医传统认为"节能治节"，本品善治四肢关节疼痛。

歌曰：松节苦温，燥湿祛风；筋骨酸痛，用之有功。

饴糖

【来源】 本品为米、大麦、小麦、粟或玉蜀黍等粮食经发酵糖化制成的糖类食品。

【别名】 饧（táng）、胶饴（yí）、软糖、饧糖、糖稀、麦芽糖。

【功用】 缓中，补虚，生津，润燥。

【释名】 本品以其功用而得名叫"饴糖"。

许慎在《说文解字》中曰："饴，畅也。"饴糖在古代指用麦芽熬制的糖，味很甜香；在小孩哭闹时予之，则会使其立即安静下来，它的作用能令人怡悦（音：yíyuè），使人的心情舒畅，故曰"饴"。

现代的饴糖是用大米、大麦、小麦、粟或玉蜀黍等粮食经发酵糖化制成的糖类食品。按其性状，饴糖有软、硬之分。软者为黄褐色浓稠液体，黏性很大。硬者系软饴糖经搅拌，混入空气后凝固而成，为多孔的黄白色糖饼，味香甜。中医药用以软饴糖为佳。

李时珍在《本草纲目》中为本品释名曰："按：刘熙《释名》曰："糖之清者曰'饴'，形恰恰然也。"陈嘉漠在《本草蒙筌》中为本品释名曰："因色紫类琥珀，方中谓之'胶饴'，干枯者名'饧'。"

歌曰：饴糖味甘，和脾润肺；止渴消痰，中满休食。

细辛

【来源】 本品为马兜铃科植物北细辛、汉城细辛或华细辛的干燥根及根茎，前两种习称辽细辛。

【别名】 小辛、细草、少辛、独叶草、金盆草。

【功用】 祛风散寒，通窍止痛，温肺化饮。

【释名】 本品以其"根细而味辛"的性状取名为"细辛"。

张秉成在《本草便读》中为本品释名曰："细辛其根极细，其味极辛，故名。"

李东垣在《珍珠囊指掌补遗药性赋》中曰："细辛去头风，止嗽而疗齿痛。"

歌曰：细辛辛温，少阴头痛；利窍通关，风湿皆用。

使君子

【来源】 本品为使君子科植物使君子的干燥成熟果实。

【别名】 留求子、史君子、五棱子、索子果、冬均子、病柑子、君子仁、冬君子、病疳子。

【功用】 杀虫，消积。

【释名】 本品以该药发明人郭使君的人名而作为药名。

刘翰、马志等编著的《开宝本草》为本品释名曰："俗传潘州郭使君疗小儿多是独用此物，后医家因号为使君子也。"

歌曰：使君子温，消疳消浊；泻痢诸虫，总能除却。

乳香

【来源】 本品为橄榄科植物卡氏乳香树的胶树脂。

【别名】 滴乳香、熏陆香、天泽香、摩勒香、多伽罗香、浴香。

【功用】 活血行气，通经止痛，消肿生肌。

【释名】 本品根据其药材的形状与气味而取名为"乳香"。

本品因其树脂在外渗时常垂滴于地，形成乳头状的固体物，其颜色呈现出乳白色，气芳香，故名"乳香"。

李东垣在《珍珠囊指掌补遗药性赋》中曰："疗痛止痛于乳香。"

歌曰：乳香辛苦，疗诸恶疮；生肌主痛，心腹尤良。

青皮

【来源】 本品为芸香科植物橘及其栽培变种的干燥幼果或未成熟果实的干燥果皮。

【别名】 青橘皮、青柑皮、四花青皮、个青皮、青皮子。

【功用】 疏肝破气，消积化滞。

【释名】 本品是依其药材的颜色而得"青皮"之药名。

本品为橘的未成熟果实，因其颜色为青绿色，故名"青皮"。橘及其栽培变种的干燥幼果干燥后称为"个青皮"；将橘及其栽培变种的未成熟果实按"十"字形切两刀，剥下果皮，然后晒干，其药材的商品名称为"四花青皮"。

中医经验认为四花青皮的质量优于个青皮。

青皮与橘皮虽来源于同一植物，但二者的药效不同。李东垣《珍珠囊指掌补遗药性赋》曰："青皮快膈除膨胀，且利脾胃。橘皮开胃去痰，导壅滞之逆气"。

歌曰：青皮苦寒，能攻气滞；削坚平肝，安胃下食。

青葙子

【来源】 本品为苋科植物青葙的干燥成熟种子。

【别名】 草决明、野鸡冠花子、狗尾巴子、牛尾巴花子、狗尾苋。

【功用】 清肝泻火，明目退翳。

【释名】 本品善于镇肝明耳目，取本品能清肝火之意，所以古代医家按其功用将本品取名叫"青葙子"。

青为肝木之色。葙字从"艹"，"相"声，声兼表意，"葙"通"向"。"向"作为介词使用时表示"朝着，对着"的意思。青葙子药名所表达的本意是"向着青的种子"，即表示本品的药力朝着肝经的方向去了。该药名就言明了本品的归经。

歌曰：青葙子苦，肝脏热毒；爆发赤瘴，青盲可服。

青礞石

【来源】 本品为变质岩类黑曰母片岩或绿泥石化曰母碳酸盐片岩。

【别名】 礞石。

【功用】 坠痰下气，平肝镇惊。

【释名】 本品以其药材的颜色与药效而得名叫"青礞石"。

本品的药材来源为变质岩类黑云母片岩或绿泥石化云母碳酸盐片岩，是矿石类的药材；其药材商品分为"青礞石"和"金礞石"两种。青礞石呈青灰色或灰绿色，金礞石呈金黄色。

"礞"为形声字，从"石"，"蒙"声，声兼表意，表示其"蒙蔽、迷茫"的意思。人如果痰迷心窍则会蒙昧不明。本品祛痰的药力猛如滚石，痰去，人的心智则明，故将本品取名叫"礞石"，其意为"启蒙之石"。

歌曰：青礞石寒，硝煅金色；坠痰消食，神妙莫测。

青蒿

【来源】 本品为菊科植物黄花蒿的干燥地上部分。

【别名】 草蒿、廪蒿、邪蒿、香蒿、苹蒿、黑蒿、白染艮、苦蒿。

【功用】 清透虚热，凉血除蒸，解暑截疟。

【释名】 本品以其原植物的特殊颜色而得"青蒿"之名。

本品药用其黄花蒿的地上部分，因为其他蒿草的地上部分皆为绿色，唯独此蒿的茎叶俱为青色，宛若松柏之青翠，至秋而不衰，而其草形微似茵陈蒿，故以"青蒿"名之。

歌曰：青蒿气寒，童便熬膏；虚寒盗汗，除骨蒸劳。

青风藤

【来源】 本品为防己科植物青藤及毛青藤的干燥藤茎。

【别名】 大风藤、吹风散、黑防己、排风藤、青防己。

【功用】 祛风湿，通经络，利小便。

【释名】 本品以药材的颜色及其功用而得名叫"青风藤"。

"青"言其色，指药材的颜色为青绿色；"风"言其功用，指本品善于祛风；"藤"则指其本品以藤为药用的部位。

歌曰：青风藤苦，祛风通络；风湿痹痛，关节肿胀。

青黛

【来源】 本品为爵床科植物马蓝、蓼科植物蓼蓝或十字花科植物菘蓝的叶或茎叶经加工制得的干燥粉末或团块。

【别名】 靛花、青蛤粉、青缸花、蓝露、淀花、靛沫花。

【功用】 清热解毒，凉血消斑。

【释名】 本品因为古代的女子将其作为画眉的颜料使用而得"青黛"之名。

"青"言其蓝黑色，本品的颜色呈现蓝黑色。"黛"与"代"互为通假字，本义指"代替"。李时珍在《本草纲目》中为本品释名曰："黛，眉色也。…灭去眉毛，以此代之，故谓之黛。"

歌曰：青黛味咸，能平肝木；惊痫痫疾，兼除热毒。

枇杷叶

【来源】 本品为蔷薇科枇杷属植物枇杷的干燥叶片。

【别名】 巴叶、芦橘叶。

【功用】 清肺止咳，降逆止呕。

【释名】 "枇杷"的本义指古代的一种乐器——琵琶。因本品的叶子形似琵琶，故民间俗称其树为琵琶树，后人依其谐音简写为"枇杷树"。本品因药用其叶片，故名"枇杷叶"。

李东垣在《珍珠囊指掌补遗药性赋》中曰："枇杷叶下逆气，哕呕可医。"

歌曰：枇杷叶苦，偏理肺脏；吐秽不止，解酒清上。

佩兰

【来源】 本品为菊科植物佩兰的干燥地上部分。

【别名】 兰草、圆梗泽兰、省头草、兰、兰草、水香、都梁香、大泽兰、兰泽、燕尾香、香水兰、孩儿菊、千金草、省头草、女兰、香草、醒头草、针尾风。

【功用】 芳香化湿，醒脾开胃，发表解暑。

【释名】 佩兰药名的含义就是"佩戴之兰草"。李时珍在《本草纲目》中为本品释名曰："其叶似菊，女子、小儿喜佩之。"

中国在古时候没有香水之类的商品，夏天，女子常将佩兰的鲜草佩戴于身，其气香如兰花，认为出门时能够辟秽（huì），故俗称其为"佩兰"。据陈竹友等撰写的《古医籍词义》记载："夏天采来本品置于头发中，则发不黏，故又得"醒头草""省头草"等别名。"

歌曰：佩兰辛平，芳香辟秽；祛暑和中，化湿开胃。

闹羊花

【来源】 本品为杜鹃花科植物羊踯躅的干燥花序。

【别名】 黄杜鹃、三钱三、毛老虎、一杯倒、一杯醉、八里麻、羊踯躅花、踯躅花、惊羊花、老虎花、豹狗花、黄蛇豹花、苗杜鹃花、闷头花。

【功用】 祛风除湿，散瘀定痛。

【释名】 古人发现本品对羊有明显的毒性作用，故取其名叫"闹羊花"。

"闹羊花"本为"恼羊花"，是杜鹃花科杜鹃花属植物羊踯躅的花。其根、果实与茎叶亦入药，均有其毒性。陶弘景在《名医别录》中为本品释名曰："羊食其叶，踯躅而死，故名。"'闹'字本当写为'恼'；恼，乱也。踯躅，驻足、踏步不前也。恼，引逗、撩拨也，愤怒、怨恨也。此处一语双关，羊食其叶，被恼羊花所引逗、撩拨，前进不得，后退不能，作出种种踯躅不前之状，终至愤怒、怨恨而死。"羊踯躅""恼羊花""惊羊花""老虎花""羊不食草"等名皆由此而来。

据现代药理学研究证明，本品有明显的麻醉镇痛作用，能增强洋金花的麻醉效果。这一作用，早就被中国古人所认识和利用。本品又称之为"八厘麻"，即成人用量为八厘，即可达到麻醉的效果。今人讹写为"八里麻"，已失其本义。本品又称之为"三钱三"，即指本品的成人每日极量为三钱三分，过量即可致人死亡。

闹羊花可用于风湿痹痛，跌打损伤，皮肤顽癣。外用治癣。煎水含漱能止（龋齿）牙痛。

歌曰：闹羊花辛，大毒慎用；祛风除湿，散瘀定痛。

罗布麻叶

【来源】 罗布麻叶为夹竹桃科多年生草本植物罗布麻的干燥叶。

【别名】 红麻、茶叶花、红柳子、野麻、羊肚拉角、泽漆麻。

【功用】 清热平肝，利水消肿。

【释名】 本品为现代新兴中草药，以发现地而得其名。

1952年，中国科考人员在新疆罗布平原发现该植物有大面积分布，遂以发现地将其命名为"罗布麻"。动物实验和人体临床实验证明该植物有较好的降血压作用，入药用其叶，故名"罗布麻叶"。

歌曰：罗布麻叶，能降血压；平肝安神，利水清热。

炉甘石

【来源】 本品为碳酸盐类矿物方解石族菱锌矿，主含碳酸锌（$ZnCO_3$）。

【别名】 甘石、卢甘石、芦甘石、羊肝石、浮水甘石、炉眼石、干石。

【功用】 解毒，明目，退翳，收湿，止痒，敛疮。

【释名】 本品依其来源与性味而得"炉甘石"之名。

炉甘石药材来源于碳酸盐类矿物方解石族菱锌矿，李时珍在《本草纲目中》为本品释名曰："炉甘石所在坑冶处皆有，川蜀、湘东最多，而太原、泽州、阳城、高平、灵丘、融县及曰南者为胜，金银之苗也。其块大小不一，状似羊脑，松如石脂，亦黏舌。……炉火所重，其味甘，故名。"

歌曰：炉甘石平，去翳明目；生肌敛疮，燥湿解毒。

苦杏仁

【来源】 本品为蔷薇科植物山杏（苦杏）、西伯利亚杏（山杏）、东北杏或杏的干燥成熟种子。

【别名】 杏仁、木落子、杏梅仁、光杏仁。

【功用】 降气，止咳平喘，润肠通便。

【释名】 本品以其原植物及入药部位而得名叫"苦杏仁"。

"杏"和"梅"为同科植物，其果实相像，味道相近。梅味极酸，习称"酸梅"。杏味酸甜，古称"甜梅"。"杏"和"呆"（注："梅"字在古代写作"呆"）都是象形字。古人在造字之前，先要通过观察了解其事物的特征，古人发现"呆"成熟了常暴露在树枝的上面，而"杏"成熟了常暴露在树枝的下面；于是造字者在"木"上画个"○"来表示梅，在"木"下画个"○"来表示杏。李时珍在《本草纲目》中的《杏》篇中曰："'杏'字篆文像子在木枝之形。"李时珍又在《梅》篇中曰："'梅'，古文作'呆'，像子在木上之形。梅乃杏类，故反'杏'为'呆'。"

杏的种仁分为"甜杏仁"与"苦杏仁"两类，中医认为苦味能降能泻，甘味能缓能补；所以中医平喘止咳只用苦杏仁而不用甜杏仁。中医在处方时将其名称必须写为"苦杏仁"，而不能简写为"杏仁"。

有徒弟曾问我："杏仁与桃仁的化学成分相似，味道一致，形状相近，如果将二者的药材混在一起就很难再区分开来，为什么二者的药用功效却大相径庭呢？桃仁作为活血化瘀药使用，而苦杏仁则作为止咳平喘药使用呢？"我回答说："古人是格物致知，通过对自然界事物的观察来推求其原理。花是植物的生殖器官，与其他的器官相比其变异最小，性质最为稳定，花承载有该物种的遗传基因（原始信息），所反映的是该物种的天然之性，所以古人有"观花知性"之说。桃树开的是红花，杏树开的是白花。中医认为红色入心经，走血分；白色入肺经，走气分。桃仁和苦杏仁的归经不同，因此所治就会不同。二者的药效经过了几千年的临床验证是有效的，是符合实际的，所以就记载于医籍中，沿用到至今。"

李东垣在《珍珠囊指掌补遗药性赋》中曰："杏仁润肺燥，止嗽之剂。"

歌曰：杏仁温苦，风寒喘嗽；润肠通便，切勿超量。

苦楝皮

【来源】 本品为楝科植物楝或川楝的干燥树皮及根皮。

【别名】 楝木皮、楝树枝皮、苦楝树白皮、东行楝根白皮、楝皮、楝根皮、楝根木皮、苦楝树皮、苦楝根皮。

【功用】 杀虫，疗癣。

【释名】 本品以其药材的来源与味道而取名叫"苦楝皮"。

本品因药用的是川楝树的树皮，该树皮的味道极苦，故名"苦楝皮"。

歌曰：楝皮性寒，能追诸虫；疼痛立止，积聚立通。

苦参

【来源】 本品为豆科植物苦参的干燥根。

【别名】 野槐、好汉枝、苦骨、地骨、地槐、山槐子、川参、牛人参、牛参。

【功用】 清热燥湿，杀虫，利尿。

【释名】 本品是以其形与味而得"苦参"之名。

"苦"是言其味，"参"是言其形。本品的味道极苦，药材形状又像参类，故得"苦参"之药名。

歌曰：苦参苦寒，痈肿疮疥；下血肠风，眉脱赤癞。

昆布

【来源】 本品为海带科植物海带或翅藻科植物昆布（鹅掌菜）的干燥叶状体。

【别名】 纶布、海昆布、江白菜、面其菜、黑昆布、鹅掌。

【功用】 软坚散结，消痰清热。

【释名】 本品之药名是历史遗传，是古人对海带的俗称。"昆"言大鱼，"布"言布匹。昆布者，大鱼的布匹也！

在古代，"鲲"通"昆"。鲲指鲸鱼。中国古人将海里最大的鱼称之为"鲲"，将天上最大的鸟称之为"鹏"，成语"鲲鹏展翅"即取其本义。"布"即布匹，古人织的土布呈宽带状。鲸鱼虽大，但以小鱼小虾为食；鱼和虾为避天敌，常常躲藏在海带群中；鲸鱼为了觅食常常在海带群里游弋。古人初次见到海带这种像布匹样的东西不知它是何物？便认为它是"鲲"的"布"，故称其为"鲲布"，后人简写为"昆布"。

《庄子·逍遥游》曰："北冥有鱼，其名为鲲。鲲之大，不知其几千里也。"李梴在《医学入门》中为本品释名曰："昆，大也；形长如布，故名昆布。"

古代的本草书籍中所记载的昆布多指海带，现今的昆布药材也仍然以海带为其主流商品；另外，翅藻科海洋植物鹅掌菜和裙带菜也曾作为昆布入药，其功用与海带相类同。

李东垣在《珍珠囊指掌补遗药性赋》中曰："昆布破疝气，散瘿散瘤。"

歌曰：昆布咸寒，软坚清热；瘿瘤症瘕，瘰疬痰咳。

金樱子

【来源】 本品为蔷薇科植物金樱子的干燥成熟果实。

【别名】 刺榆子、刺梨子、金罂子、金英子、山石榴、山鸡头子、糖罐子。

【功用】 固精缩尿，涩肠止泻。

【释名】 本品以其药材的颜色与形状而得"金樱子"之药名。

李时珍在《本草纲目》中指出："'金樱'，当作'金罂'，谓其子形如黄罂也。""罂"又作"甖"，"甖"指其大肚小口、盛流质的陶制容器。金樱子果实形状似罂，成熟后金黄色，故名"金罂子"。今俗将金罂子之"罂"误写为"樱"，是因不明其本义也。"樱"为蔷薇科梅属植物樱桃之"樱"。李时珍在《本草纲目》中为樱桃释名曰："其颗如璎珠，故谓之'樱'。而许慎谓莺桃说莺所含食，故又曰'含桃'，亦通。"

李东垣在《珍珠囊指掌补遗药性赋》中曰："金樱子兮涩遗精。"

歌曰：金樱子涩，梦遗精滑；禁止遗尿，寸白虫杀。

金银花

【来源】 本品为忍冬科植物忍冬、红腺忍冬、山银花或毛花柱忍冬的干燥花蕾或带初开的花。

【别名】 金花、银花、双花、二花、二宝花、忍冬花、鹭鸶花、金藤花、双苞花。

【功用】 清热解毒，凉散风热。

【释名】 本品依据其原植物花开时先呈白色，而后逐渐变为黄色，在同一枝条上的花有黄、白两色，犹如金银之搭配，故名"金银花"。别名"二花""双花""银花"，其含义皆相同。

李时珍在《本草纲目》中为本品释名曰："花初开者，蕊瓣俱色白，经二三日，则色变黄，新旧相参，黄白相映，故呼金银花。"

歌曰：金银花甘，疗痈无对；未成则散，已成则溃。

金钱草（附：广金钱草、连钱草）

【来源】 本品药材来源为报春花科植物过路黄的干燥全草。

【别名】 过路黄、镜面草、翠屏草、荷苞草、肉馄饨草、金锁匙、地蜈蚣、蜈蚣草、铜钱草、四川大金钱草、一串钱、黄疸草。

【功用】 利水通淋，清热解毒，散瘀消肿。

【释名】 金钱草是以叶子的形状而得其名。

在长达三千年的封建社会里，中国人所使用的货币以圆形的铜钱为主，而老百姓又通常习惯将货币统称之为"金钱"，所以凡是叶圆如铜钱的植物在民间都俗称之为金钱草。为了药用时不发生混淆，《中华人民共和国药典》将产于四川的金钱草（报春花科植物过路黄）商品定名为"金钱草"，将产于广东与广西的金钱草（豆科植物广金钱草）商品定名为"广金钱草"，将产于江浙一带的金钱草（唇形科植物活血丹）商品定名为"连钱草"。

金钱草在中医临床上主要用于治疗肝胆及泌尿系结石、热淋、水肿、湿热黄疸等病症。

歌曰：金钱草咸，利尿软坚；通淋消肿，结石可瘥。

附1：广金钱草

别名：广东金钱草、落地金钱、铜钱草、马蹄香、假花生、马蹄草、银蹄草等。药材来源为豆科植物广金钱草的干燥地上部分；具有清热利湿，通淋排石的功效；中医临床主要用于治疗热淋、石淋，小便涩痛，水肿尿少等病症。

附2：连钱草

别名：金钱草、活血丹、透骨消、铜钱草、金钱薄荷、一串钱、对叶金钱草等。药材来源为唇形科植物活血丹的干燥地上部分；有利湿通淋、清热解毒、散瘀消肿的功用；中医临床主要用于尿路结石、肝胆结石、湿热黄疸及跌仆损伤的治疗。

降香

【来源】　本品为豆科植物降香檀树干和根的干燥心材。

【别名】　花梨木、降香黄檀、降真香。

【功用】　行气活血，止痛，止血。

【释名】　降香檀俗称为"花梨木"，花梨木是制作高端家具的木材，其木面的自然花纹形如鬼脸，民俗认为其有辟邪的作用。降香是道家传统的祭祀用品之一，道家认为如果以本品为香，其烟能直上，感招真人和仙鹤降临，故将本品称之为"降真香"，简称为"降香"。自唐、宋以来，在宗教与香文化中，降香均占据了重要位置，因其"烧烟能直上，感招鹤降"，于是人们把它当成了能沟通天与人的媒介，故道教将本品誉为"百香之首"。降真香也是历代达官贵人、文人雅士伴之案牍与修身养性的"灵香"，唐代大诗人白居易曾作诗赞曰：

醮坛北向宵占斗，寝室东开早纳阳。

尽日窗间更无事，唯烧一炷降真香。

刘文泰在《本草品汇精要》中为本品释名曰："烧之能引鹤降，功力极验，故名降真，宅舍怪异烧之，辟邪。"李时珍在《本草纲目》中为本品释名曰："降真香，俗呼舶上来者为番降，亦名鸡骨，与沉香同名。今广东、广西、云南皆有之。降香，唐、宋本草失收，唐慎微始增入之而不着其功用，今折伤金疮家多用其节，说可代没药、血竭。按《名医录》云：周被海寇刃伤，血出不止，筋如断，骨如折，军士李高用花蕊石散不效。紫金散掩之，血止痛定，明日结痂如铁，遂愈，且无瘢痕。叩其方，则用紫藤香，磁瓦刮下研末尔，说即降真香之最佳者。"

本品善行瘀止血，消肿止痛；主治跌打损伤，瘀血肿痛等症。

歌曰：降香性温，止血行瘀；辟恶降气，胀痛皆除。

虎杖

【来源】 本品为蓼科植物虎杖的干燥根茎和根。

【别名】 花斑竹、酸筒杆、酸汤梗、斑杖根、黄地榆、苦杖、大虫杖、斑杖、酸杖。

【功用】 利湿退黄，清热解毒，散瘀止痛，化痰止咳。

【释名】 本品以其原植物茎秆的特征而取名叫"虎杖"。"虎"是言本品植物茎秆上有虎皮样的花斑，"杖"是言本品植物的茎秆形如竹杖。

本品原植物的茎秆表面有红色或紫色的斑点，很像老虎身上的花斑，古人见此物形象奇特，认为它是老虎的"杖"，故取名叫"虎杖"。李时珍在《本草纲目》中为本品释名曰："杖言其茎，虎言其斑也。"

歌曰：虎杖通便，解毒化痰；散瘀止痛，利湿退黄。

贯众

【来源】 本品为鳞毛蕨科植物粗茎鳞毛蕨，蹄盖蕨科植物峨眉蕨，球子蕨科植物荚果蕨，紫萁科植物紫萁，乌毛蕨科植物乌毛蕨、苏铁蕨、狗脊蕨等的干燥根茎。

【别名】 贯节、贯渠、百头、虎卷、贯来、贯中、贯钟、伯萍、乐藻、草鸱头、凤尾草、蕨薇菜根、贯仲、管仲、绵马贯仲、紫萁贯众。

【功用】 清热解毒，凉血，杀虫。

【释名】 本品以原植物之形态而得"贯众"之名。

李时珍在《本草纲目》中为本品释名曰："此草叶似凤尾，其根一本而众枝贯之。故草名凤尾，根名贯众。"

2015 年版《中华人民共和国药典》收载了绵马贯仲和紫萁贯众两个药材名称。2009 年版《甘肃省中药材标准》收载的"贯众"为蹄盖蕨科植物峨眉蕨的干燥根茎。从前，中医对贯众药材的来源并不细分，认为它们的功效类同。

李东垣在《珍珠囊指掌补遗药性赋》中曰："若乃消肿满逐水于牵牛；除毒热杀虫于贯众。"

歌曰：贯众微寒，解毒清热；止血杀虫，预防瘟疫。

狗脊

【来源】 本品为蚌壳蕨科植物金毛狗脊的干燥根茎。

【别名】 金毛狗脊、金毛狗、金狗脊、金毛狮子、猴毛头、黄狗头。

【功用】 补肝肾，强腰脊，祛风湿。

【释名】 本品因药材的形状而得其名。

本品药用该植物的根茎，其根茎上密生有金黄色的长绒毛，绒毛有光泽，其状如黄狗身上的毛，故俗称其为"金毛狗"。苏敬在《新修本草》中为本品释名曰："此药苗似管众，根长多歧，状如狗之脊骨，而肉作青绿色，故以名之。"

李东垣在《珍珠囊指掌补遗药性赋》中赞美本品曰："强腰脚，壮筋骨，无如狗脊。"

歌曰：狗脊味甘，酒蒸入剂；腰背膝疼，风寒湿痹。

侧柏叶

【来源】 本品为柏科植物侧柏的干燥枝梢及叶。

【别名】 柏叶、扁柏叶、丛柏叶、香柏、柏树叶。

【功用】 凉血，止血，生发，乌发。

【释名】 本品以其药用部位而得名"侧柏叶"。

李时珍在《本草纲目》中为本品释名曰："柏有数种，入药唯取叶扁而侧生者，故曰侧柏。"本品因药用其侧柏的叶片而得其名。

李东垣在《珍珠囊指掌补遗药性赋》中曰："侧柏叶治血出崩漏之疾；香附子理血气妇人之用。"

歌曰：侧柏叶苦，吐衄崩痢；能生须眉，除湿之剂。

首乌藤

【来源】 本品为蓼科植物何首乌的干燥藤茎或干燥带叶藤茎。

【别名】 夜交藤、棋藤、何首乌藤、夜交屯。

【功用】 养心安神，祛风通络。

【释名】 本品的原名叫"夜交藤"。本品因民间传说而得"夜交藤"之药名。

本品的药材来源为何首乌的干燥藤茎，现版的《中华人民共和国药典》将本品以"首乌藤"为其药名予以收载。

相传本品原植物的藤茎夜间相交、昼则分离，故名"夜交藤"。

李时珍在《本草纲目》中为本品释其名曰："李翱乃著《何首乌传》曰：何首乌者，顺州南河县人。祖名能嗣，父名延秀。能嗣本名田儿，生而阉弱，年五十八，无妻子，常慕道术，随师在山。一日醉卧山野，忽见有藤二株，相去三尺余，苗蔓相交，久而方解，解了又交。田儿惊讶其异，至旦遂掘其根归。"

歌曰：夜交藤平，失眠宜用；皮肤痒疮，肢体酸痛。

枳实（附：枳壳）

【来源】 本品为芸香科植物酸橙及其栽培变种或甜橙的干燥幼果。

【别名】 鹅眼枳实、洞庭、黏刺、拘头橙、臭橙、香橙、酸橙。

【功用】 破气消积，化痰散痞。

【释名】 枳实与枳壳皆以其入药部位而得药名。

李时珍在《本草纲目》中为本品释名曰："枳乃木名，从'只'，谐声也；实乃其子，故曰'枳实'。后人因其小者速，又呼老者为'枳壳'。生则皮厚而实，熟则壳薄而虚……"

附：枳壳

枳实与枳壳实际上是一个东西，只是生长的老嫩不同，幼果为"枳实"，将近成熟的果实为"枳壳"。

李东垣在《珍珠囊指掌补遗药性赋》中曰："宽中下气，枳壳缓而枳实速也；疗肌解表，干葛先而柴胡次之。"

歌曰：枳实味苦，消食除痞；破积化痰，冲墙倒壁。

枳壳微寒，快气宽肠；胸中气结，胀满堪尝。

栀子

【来源】 本品为茜草科植物栀子的干燥成熟果实。

【别名】 卮子、木丹、越桃、黄果子、黄栀、山黄枝、山栀子、黄果树、红枝子。

【功用】 泻火解毒，清热利尿，凉血，止血。

【释名】 本品依其药材的形状而得"栀子"之名。

本品的原名写作"卮子"。李时珍在《本草纲目》中为本品释名曰："卮，酒器也，卮子象之，故名。俗作'栀'。""卮"是古代的盛酒之器，我们现今去博物馆就可以见到"卮"的出土文物。

本品在古代是提取黄色染料的主要原材料，它可将丝绸染成美丽的亮黄色。栀子的生品入药有泻火除烦，清热利尿，凉血解毒的功效。中医经验认为：黄芩泻肺火，黄连泻心火，龙胆泻肝火，石膏泻胃火，黄柏泻相火，玄参能泻无根之火，栀子能泻三焦之火。

李东垣在《珍珠囊指掌补遗药性赋》中曰："栀子凉心肾，鼻衄最宜。"

歌曰：栀子性寒，解郁除烦；吐衄胃痛，火降小便。

珍珠（附：珍珠母）

【来源】 珍珠是在几种软体动物中，由于在套膜里面或下面层的珍珠质围绕不附着于外壳的外来粒子聚合而形成的稠密凝结物。

【别名】 真朱、真珠、蚌珠、珠子、濂珠。

【功用】 安神定惊，明目消翳，解毒生肌。

【释名】 本品以其形状和价值而得"珍珠"之名。"珍"言其珍贵，"珠"指其圆形。

珍珠具有各种形状，但最典型的是圆形和梨形，能呈现出各种颜色，但通常是白色或浅色，且有不同程度的光泽，可作为装饰品或作为中药来使用。早在远古时期，原始人类在海边觅食时发现了具有彩色光晕的洁白珍珠，并被它的晶莹瑰丽所吸引，从此珍珠就成了人类喜爱的饰物，一直流传至今。

珍珠主要产在珍珠贝类和珠母贝类软体动物的体内，由于内分泌作用而生成，形状各异，色彩斑斓。珍珠分为淡水珍珠和海水珍珠两类，均可做装饰品或入药。中医在临床上常将它用于惊悸失眠，惊风癫痫，目生云翳，疮疡不敛等症。本品煅制后研细入丸散。

李东垣在《珍珠囊指掌补遗药性赋》中曰："主润泽皮肤，悦人颜色；锦包塞耳可治聋。"

歌曰：珍珠气寒，镇惊除痛；开聋磨翳，止渴坠痰。

附：珍珠母

本品为蚌科动物三角帆蚌、褶纹冠蚌或珍珠贝科动物马氏珍珠贝的贝壳。本品是产生珍珠的母体，故名曰"珍珠母"。

本品有平肝潜阳，定惊明目的功效。

歌曰：珠母咸寒，平肝潜阳；头晕头痛，眼花耳鸣。

重楼

【来源】 本品为百合科植物化重楼、云南重楼或七叶一枝花的根茎。

【别名】 重台草、白甘遂、金钱重楼、草河车、双层楼、螺丝七、海螺七、灯台七、白河车、土三七、蚤休、早休、七叶一枝花。

【功用】 解毒，消肿，定痛。

【释名】 本品以其功用之寓意而得"蚤休"之药名。

"蚤休"者，意为"早休"也，即早日康复之义。李时珍在《本草纲目》中为本品释名曰："虫蛇之毒，得此治之即休，故有蚤休……诸名。"本品善疗虫蛇之毒，能使病人早日康复。

本品以其原植物的生长形状又得"重楼"之药名。本品植物的叶子呈伞轮状分布，层层叠加，犹如木楼，故名"七叶一枝花"或"重楼"。张秉成在《本草便读》中为本品释名曰："其苗一茎直上，每层七叶，至顶而花。"

民谚曰：七叶一枝花，深山是它家；疮毒遇上它，好似神仙抓。

禹余粮

【来源】 本品为氢氧化物类矿物褐铁矿，主含碱式氧化铁。

【别名】 太一余粮、太一禹余粮、白余粮、石脑、禹哀、石中黄子、天师食、山中盈脂、石饴饼、石中黄、白禹粮、禹粮石、余粮石、禹粮土。

【功用】 涩肠止泻，收敛止血。

【释名】 本品因其民间传说而得"禹余粮"之药名。

本品在《神农本草经》中名为"禹粮石"。李时珍在《本草纲目》中为本品释名曰："石中有细粉如面，故曰'余粮'，俗呼为'太一禹余粮'。"陈承在《本草别说》中为本品释名曰："会稽山中出者甚多。彼人云：'昔大禹会稽于此，余粮者本为此尔'"。由此可见，"禹余粮"之药名，是因其民间传说而得，民间传言此物为大禹所遗之粮。

与本品有关的神话传说还散见于很多古籍，如晋·张华在《博物志》中曰："世传昔禹治水，弃其所余食于江中而为药也。"又《玉函山房辑佚书》辑《河图括地象》曰："八年水厄解，岁乃大旱，民无食，禹大哀之，行矿山中，见物如豕人立，呼禹曰：'尔禹来岁大旱，西山土中食，可以止民之饥也。'禹归，以问于太乙，曰：'腥腥（猩猩）也，人面豕身知人名也。'禹乃大发民众所食之。'西山土中食'，即所谓太乙余粮，为禹余粮之精者，谓可以药用，亦可救饥。"

李东垣在《珍珠囊指掌补遗药性赋》中曰："禹余粮乃疗崩漏之因。"

歌曰：禹余粮平，止泻止血；固涩下焦，泻痢最宜。

茵陈

【来源】 本品为菊科植物滨蒿或茵陈蒿的干燥地上部分。

【别名】 绵茵陈、茵陈蒿、白蒿、绒蒿、猴子毛、松毛艾。

【功用】 清湿热，退黄疸。

【释名】 本品以原植物的生长特性而得其药名。

茵陈蒿为菊科植物茵陈蒿或滨蒿（北茵陈）的幼苗。茵陈蒿是多年生的宿根草本植物。春天时，新苗从干枯的老秆基部生出，因陈而生，年年如此，陈陈相因，故药名叫"茵陈"。

张秉成在《本草便读》中为本品释名曰："此草似青蒿而不香，叶背色白，经冬不死，至春则更因旧苗而生新苗，故有因陈之名。"陈藏器在《本草拾遗》中为本品释名曰："此虽蒿类，经冬不死，更因旧苗而生，故名'因陈'，后加'蒿'字耳。"

"因"者，因袭也；陈者，陈旧也。因陈，因袭陈旧根而生苗之意，此正合茵陈蒿或滨蒿为多年生草本植物之事实。今人将因陈蒿误写为"茵陈蒿"或"茵蔯蒿"，实乃画蛇添足之举，皆失其本义。茵又作"祵"，汉·司马相如说当从"革"，应作"鞇"，原义为车上的垫子或坐褥，"绿草如茵"即用其本义。"蔯"字纯属后人不明其义，妄加"艹"头所造之讹字。

李东垣在《珍珠囊指掌补遗药性赋》中曰："茵陈治黄疸而利水。"

歌曰：茵陈苦寒，利湿退黄；兼能止痒，解毒疗疮。

洋金花

【来源】 本品为茄科植物白曼陀罗的干燥花。

【别名】 曼陀罗花、羊惊花、山茄花、风茄花、枫茄花、醉仙桃、大麻子花、广东闹羊花、大喇叭花、金盘托荔枝、假荔枝。

【功用】 平喘，止咳，镇痛，解痉。

【释名】 本品原名叫"羊惊花"，因后世的讹传而导致今天写成了"洋金花"。本品原植物的叶与种子均可入药。本品以花、叶、种子等均具有兴奋及麻醉作用而得"羊惊花"之名。

中国古人最初是从羊的身上认识到了本品之药性，牧羊人发现羊误食了此草之后就会出现"惊厥"现象。现代药理研究证明，本品含有莨菪碱（注：其消旋品为阿托品，化学性质较稳定）及东莨菪碱，对动物有麻醉作用。对中枢神经系统的影响主要表现为随着剂量的加大，脊髓的兴奋作用更为明显；对呼吸系统的影响主要表现为有强烈的呼吸兴奋作用；其麻醉作用与所含的东莨菪碱有关。本品若与草乌制剂同用，会增强麻醉作用，并能互相抵消其毒副作用，此即近年来用羊惊花与生草乌、川芎、当归等配伍作中药麻醉剂之理论依据。

洋金花之麻醉作用，早就被中国古人认识和利用。李时珍在《本草纲目》中对本品的用途有记载，其文曰："八月采此花，七月采火麻子花，阴干，等分为末，热酒调服三钱；少顷昏昏如醉，割疮、灸火，宜先服此，则不觉苦也。"《本草纲目》中收载的本品与火麻子花配方，实乃《扁鹊心书》之"睡圣散"方。所谓"睡圣"，即深度麻醉之意。古代的"蒙汗药"中亦用本品。所谓"蒙汗药"者，相传为吃了之后就会使人失去知觉的一种麻醉药，多投入酒中制成，人饮之后即睡去，须待酒气散尽始醒。吴其濬在《植物名实图考》中曰："广西，曼陀罗遍生原野，盗贼采，干而末之，以置人饮食，使之醉闷，挈篋趋。"

羊惊花之药名表示羊误食本品之后，先表现为兴奋惊狂，继则麻醉失去知觉，终则惊厥发作而死亡。又因本品之鲜花为喇叭状，或白，或紫，美丽而有观赏价值，故以"羊惊花"名之。今人误写为"洋金花"，纯属不明其义所致。

本品有大毒，成人临床用量要严格控制在 0.3~0.6g。

歌曰：洋金花毒，麻醉止痛；止咳定喘，解痉止搐。

鸦胆子

【来源】 本品为苦木科植物鸦胆子的干燥成熟果实。

【别名】 老鸦胆、苦参子、鸦蛋子。

【功用】 清热解毒，截疟，止痢，腐蚀赘疣。

【释名】 本品以其药材的形与味而得"鸦胆子"之名。

本品药用其果实，呈卵形或椭圆形，略扁，表面黑色，有隆起的网状皱纹，富油性，表面微有光泽；味极苦，其形状与味道宛若鸭胆，故取名叫"鸦胆子"。

本品有小毒，中医在临床上多作为外用药来使用。中医用鸦胆子治疣，其方法简单而有效，先将鸦胆子去皮，砸碎，放在疣体上面，用胶布固定，12h更换1次，连续用3~6次，疣体就会自行脱落。鸦胆子对正常皮肤也有腐蚀性，所以施药以刚好覆盖住疣体为度。

歌曰：鸦胆子苦，治痢杀虫；疟疾能止，赘疣有功。

香薷

【来源】 本品为唇形科植物石香薷的干燥地上部分。

【别名】 香茹、香草、蜜蜂草、铜草、海州香柔。

【功用】 发汗解表，和中利湿。

【释名】 本品依其药材的性状特征而得"香薷"之名。"香"是言其气味，"薷"是言其质地。

"薷"本作"柔"讲。因本品的气香，鲜品的叶片很柔软，故而取名叫"香薷"。李时珍在《本草纲目》中为本品释名曰："'薷'，本作'柔'。……其气香，其叶柔，故以名之。……俗呼'蜜蜂'，象其花房也。"李时珍的这段话说明了"香柔"与其别名"蜜蜂草"名称的由来。后人在"柔"字上又加上"草"头，是取其本品为草本植物之意。言"蜜蜂草"者，一为本品的轮伞花序密聚成穗状，形若蜂房；一为本品为极良好的蜜源植物。另，香柔又名"海州香柔""窄叶香柔"与"铜草"，前两者因产地与叶形而得其名，后者因其生长地下多有铜矿，香薷为铜矿的指示性植物，故得"铜草"之名。石香薷则因多生于岩石之地而得其名。

今人将"柔"误写为"薷"或"茹"，令其名失其本义，实由一韵之转所致

（柔：音 róu，薷：音 rú，声母皆为 r）。

歌曰：香薷味辛，伤暑便涩；霍乱水肿，除烦解热。

香加皮

【来源】 本品为萝藦科植物杠柳的干燥根皮。

【别名】 香五加皮、北五加皮、羊奶藤、羊桃梢、羊奶子、杠柳皮。

【功用】 祛风湿，强筋骨。

【释名】 本品原名"北五加皮"。本品有与五加皮相类似的功用，中医在临床上常用于风寒湿痹、腰膝酸软、心悸气短、下肢浮肿等病症的治疗。

本品以前在中国北方地区习惯作为五加皮的替代品，但本品有毒性，其药材的来源与五加皮完全不同，现代中医已将二者区别开来使用了。现今的《中华人民共和国药典》以"香加皮"为药名来收载本品，以示其与五加皮有别。本品因有浓郁的香气，又能代五加皮疗疾，故取名叫"香加皮"。

李东垣在《珍珠囊指掌补遗药性赋》中曰："五加皮坚筋骨以立行。"

歌曰：香加皮温，强壮筋骨；利水消肿，祛风除湿。

香附

【来源】 本品为莎草科植物莎草的干燥根茎。

【别名】 莎草、香附子、雷公头、三棱草、香头草、回头青、雀头香。

【功用】 疏肝解郁，调经止痛，理气调中。

【释名】 本品以其原药材的生长特征与气味而得"香附"之名。"香"言其气味，"附"言其药材的生成特征。

本品来源为莎草科植物莎草根茎的膨大部分，长成的药材呈纺锤形，犹如众多子女围在母亲身旁一样附着在莎草的基部之下，其药材干燥后能释放出令人愉悦的香气，故名"香附子"。

李时珍在《本草纲目》中为本品释名曰："其根茎相附，连续而生，块茎气香，可以合香，故名香附子。"香附子简称"香附"。

李东垣在《珍珠囊指掌补遗药性赋》中曰："香附子理气血妇人之用。"

歌曰：香附味甘，快气开郁；止痛调经，更消宿食。

威灵仙

【来源】 本品为毛茛科植物威灵仙、棉团铁线莲或东北铁线莲的干燥根及根茎。

【别名】 铁脚威灵仙、百条根、老虎须、铁扫帚、葳苓仙、灵仙、黑脚威灵仙、黑骨头、黑木通、铁杆威灵仙、铁搧帚、辣椒藤、铁灵仙、黑灵仙、黑须公。

【功用】 祛风除湿，通络止痛。

【释名】 本品因其药效卓著而有"威灵仙"之名。

李时珍在《本草纲目》中为本品释名曰："威，言其性猛也；灵仙，言其功神也。"苏颂在《本草图经》中为本品释名曰："唐嵩阳子周君巢作《威灵仙传》云：威灵仙去众风，通十二经脉，朝服暮效，人服则四肢轻健，手足微暖。并记载有医案一则：'有一病人，得手足不遂症，不履地者数十年，良医殚技莫能疗。于是其亲属将其放在道旁，乞求有人救治。一天，一位新罗僧见状，告之曰：此疾一药可治，但不知此土有否？并把药况描述一番。于是便托人进山寻求，终于找到了，此药就是威灵仙也。经服后数日步履。'这正如黄宫绣所言：'威'喻其性，'灵'喻其效，'仙'喻其神耳。威灵仙果然是一味良药。"

李东垣在《珍珠囊指掌补遗药性赋》中曰："威灵仙宣风通气。"

歌曰：灵仙苦温，腰膝冷痛；消痰痃癖，风湿皆用。

柿蒂

【来源】 本品为柿树科植物柿的干燥宿萼。

【别名】 柿钱、柿丁、柿子把、柿萼。

【功用】 降逆下气。

【释名】 本品因药用其柿子的果蒂，故名叫"柿蒂"。

"柿"，本作"柹"。李时珍在《本草纲目》中曰："'柹'，从'姊'（音'滓'zǐ），谐声也。俗作"柿"非矣。'柿'（音'肺'），削木片也。"现代简化字的"柿"为形声字，从"木"，"市"声；本义为柿树，其果实称"柿子"。本品是柿子的干燥宿萼，中医常用于治疗呃逆证。黄宫绣在《本草求真》中曰："柿蒂，虽与丁香同为止呃之味，然一辛热而一苦平，合用深得寒热兼济之妙。"

歌曰：柿蒂苦涩，能医呃逆；柿霜甘凉，燥咳可尝。

砂仁

【来源】 本品为姜科植物阳春砂、绿壳砂或海南砂的干燥成熟果实。

【别名】 缩砂仁、缩砂密、春砂仁。

【功用】 化湿开胃，温脾止泻。

【释名】 本品以药材的形状而命名。

本品药用其果实，脱去果皮后，内有种仁 30~60 粒，缩聚成团；将种子团搓散，可见其种子形如砂粒状，故名"砂仁"。

另外，据种植砂仁的药农讲：砂仁的原植物喜生于砂土之地，与顶部开花结果的大多数植物相反，砂仁开花结果的枝条靠近其根部，常紧贴于地面之上，有些结了果的枝条会被砂土所掩埋，所以在采收时，药农常常是拨去砂土之后才能采摘到果实，因为"拨砂而得其仁"，故药农俗称其为"砂仁"。

李东垣在《珍珠囊指掌补遗药性赋》中曰："缩砂止吐泻安胎，化酒食之剂。"

歌曰：砂仁性温，养胃进食；止痛安胎，行气破滞。

轻粉

【来源】 本品为氯化亚汞（Hg_2Cl_2）。

【别名】 汞粉、峭粉、水银粉、腻粉、银粉、扫盆。

【功用】 内服祛痰消积，逐水通便。外用杀虫，攻毒，敛疮。

【释名】 本品依药材的形状而得"轻粉"之名，药材呈雪花状或粉末状，色白，质轻，故名"轻粉"。

本品的性状为白色有光泽的鳞片状或雪花状结晶或结晶性粉末；遇光颜色缓缓变暗。无臭，几乎无味。辛，寒；有毒！

本品内服用于痰涎积滞，水肿膨胀，二便不利。外用可治疗疥疮、顽癣、臁疮、梅毒、疮疡、湿疹等病症。

歌曰：轻粉性燥，外科要药；杨梅诸疮，杀虫可托。

茜草

【来源】 本品为茜草科植物茜草的干燥根及根茎。

【别名】 活血草、红茜草、四轮车、血见愁。

【功用】 凉血，止血，祛瘀，通经。

【释名】 本品以其药材的颜色而取名"茜草"。

"茜"者，红色也；茜草者，红色的草根也！陶弘景在《名医别录》中为本品释名曰："……此即今染绛茜草也。东间诸处乃有而少，不如西多。《诗》曰：茹在阪者是也。保升曰：染绯草，叶似枣叶，头尖下阔，茎叶俱涩，四、五叶对生节间，蔓延草木上。根紫赤色，所在皆有，八月采。颂曰：今圃人亦作畦种莳。故《史记》曰：千亩栀、茜，其人与千户候等，言其利浓也。"陶弘景在此所说的"栀、茜"是指栀子与茜草，这两味中药在中国古代都是名贵的植物性染料，用栀子能染出美丽的金黄色，用茜草能染出美丽的茜红色。

歌曰：茜草味苦，便衄吐血；经带崩漏，损伤虚热。

前胡

【来源】 本品为伞形科植物白花前胡或紫花前胡的干燥根。

【别名】 白花前胡的别名有：姨妈菜、罗鬼菜、水前胡、野芹菜、岩风、南石防风、坡地石防风、鸡脚前胡、岩川芎等。紫花前胡的别名有：土当归、鸭脚七、野辣菜、山芫荽、桑根子苗、鸭脚前胡、鸭脚板。

【功用】 散风清热，降气化痰。

【释名】 本品因药材的产地与其归经而取名叫"白前"。"前"言其归经；"胡"言其出产地。

"前"是一个方位词，用来表示其次序，指靠近前头、前方，如：前队（前锋）、前途（前面，前边）等。"胡"是言该药材最早发现于胡人之地。

本品能散风清热，降气化痰；归肺经。《黄帝内经·灵枢·九针论》曰："肺者五脏六腑之盖也。"《难经集注·三十二难》虞庶注："肺为华盖，位亦居膈。"因肺在人体五脏六腑之中的居位最靠前方，有覆盖和保护诸脏抵御外邪的作用，所以说"肺为华盖"，肺经是人体十二经脉之最前者。

李中梓在《本草通玄》中曰："前胡，肺肝药也。散风驱热，消痰下气，开胃化食，止呕定喘，除嗽安胎，止小儿夜啼。柴胡、前胡，均为风药，但柴胡主升，前胡主降为不同耳。种种功力，皆是搜风下气之效，肝胆经风痰为患者，舍此莫能疗。忌火。"李中梓的这段话明确了本品是归肺经，而主降。

李东垣在《珍珠囊指掌补遗药性赋》中曰："前胡除内外之痰实。"

歌曰：前胡微寒，宁嗽化痰；寒热头痛，痞闷能安。

牵牛子

【来源】 本品为旋花科植物裂叶牵牛或圆叶牵牛的干燥成熟种子。

【别名】 黑丑、白丑、二丑、喇叭花子、牵牛。

【功用】 泻水通便，消痰涤饮，杀虫攻积。

【释名】 考证牵牛子药名的来历，有以下两种说法：

（1）本品是以其原植物的生物学特征而得"牵牛子"之药名。

本品的药材来源为旋花科牵牛属一年生蔓性缠绕草本花卉牵牛花的种子，因其种子有黑白两种颜色，故有"黑丑""白丑"和"二丑"诸名。该植物之花在民间俗称为"喇叭花"或"牵牛花"。吴正中教授在《药苑漫话》中说："牵牛花是我国北方农村庭院中普遍种植的一种花卉，花期很短，在早上八九点钟时开放，在下午两点左右即谢落。北方的农民传统在早上牵牛出门去耕田，午后因天气太热即卸犁牵牛回家休息。因为日复一日地'牵牛出门见花开，牵牛进门见花落'，故农民将其俗称为'牵牛花'，该花的种子也就称作'牵牛子'了。"

（2）本品因民间传说而得"牵牛子"之药名。

葛洪在《名医别录》中为本品释名曰："此药始出田野，人牵牛谢药，故以名之"。李时珍在《本草纲目》中为本品释名曰："……近人隐其名为黑丑，白者为白丑，盖以丑属牛也。"古代医家对相关民间传说的记述很简略，现用白话文详述该民间传说如下：

话说在从前，在黑丑山下住着一户姓王的人家，家中只有夫妻俩，男的叫王安，他们过着男耕女织的生活。突然有一天，王安下田耕作归来，觉得自己两腿发沉，第二天竟然卧床不起。妻子看到丈夫全身水肿，腹部肿胀，心中痛苦无比。她四处求医，但还是没人能治好丈夫的病。一日，有个放牛娃从她家门前经过，见一向辛勤劳作的王大伯躺在床上呻吟，忙问："伯母，大伯怎么躺下了？"王氏回答："你大伯患了水肿腹胀病，不能下地了。"放牛娃说："有一个云游道人曾给我指认过这山上有一种花的种子能治水肿病，我去采些回来试试看！"说着，放牛娃就一溜烟儿跑到山上，采了好多黑色的花籽回来，递给王安说："大伯，你用这花籽熬药喝，看看效果咋样？"王安接过这一大包花籽，每天熬两碗汤药喝两次，喝了不到一个月，全身水肿消退，腹胀消失，两腿也活动自如，能下地走路了。又过了几天，竟又能下地耕田了。王安和妻子都很惊奇，又采集了几大包这种花籽，服用了一段时间后，各种症状全部消失，疾病竟然痊愈了。后来，王安找到放牛娃问道："你给我采的那种花籽叫什么名？"放牛娃摇摇头说："我也不知道。"于是，王安便牵着牛来到花丛的旁边，向花鞠躬以表谢意，放牛娃在旁边看见了便说："这种花你就叫它牵牛花吧，我采的花籽就叫牵牛子得了。"于是牵牛子的药名就这样流传下来了。

从前，老中医在写处方时常常将牵牛子写为"黑丑""白丑"或者"二丑"，实际上这是对牵牛子的一种雅称，因为十二地支中的"丑"属"牛"，故以"丑"字代"牛"。天干地支，简称干支，是我国古代纪年历法，源自我国远古时代对天象的观测。《辞源》里说："干"与"支"取义于树木的"干枝"。天干地支中的"甲、乙、丙、丁、戊、己、庚、辛、壬、癸"称为十天干；"子、丑、寅、卯、辰、巳、午、未、申、酉、戌、亥"称为十二地支。十二地支又对应其十二生肖：子—鼠，丑—牛，寅—虎，卯—兔，辰—龙，巳—蛇，午—马，未—羊，申—猴，酉—鸡，戌—狗，亥—猪；因此，古代的文人们就常将白色的牵牛子雅称"白丑"，将黑色的牵牛子雅称"黑丑"，将黑白混合的牵牛子雅称"二丑"。

李东垣在《珍珠囊指掌补遗药性赋》中曰："若乃消肿满、逐水于牵牛。"

歌曰：牵牛苦寒，利水消肿；蛊胀痃癖，散滞除壅。

砒石

【来源】 本品的主要成分为三氧化二砷，或名亚砷酐，为氧化物类矿物砷华的矿石。

【别名】 砒黄、信砒、人言、信石、红砒、白砒。

【功用】 劫痰截疟，杀虫，蚀恶肉。

【释名】 目前，本品的多数药材商品是用毒砂、雄黄等含砷矿石的加工制成品，少数为选取天然的砷华原矿石。本品有大毒，多外用。

"砒"通"貔"。貔指中国神话传说中的一种猛兽，有人说是"貔貅"。李时珍在《本草纲目》中为本品释名曰："砒，性猛如'貔'，故名。惟出信州（今江西上饶），故人呼为'信石'，而又隐'信'字为'人言'，以其毒大之故也。"

本品因其产地与毒性猛烈而有诸多的异名，其原药材又以其颜色分别称为"白砒"和"红砒"。

歌曰：砒霜大毒，风痰可吐；截疟除哮，能消沉痼。

胖大海

【来源】 本品为梧桐科植物胖大海的干燥成熟种子。

【别名】 安南子、大海、大海子、大洞果、大发。

【功用】 清热润肺，利咽解毒，润肠通便。

【释名】 赵学敏在《本草纲目拾遗》中为本品释名曰："出安南大洞山，产至阴之地，其性纯阴，故能治六经之火。土人名曰'安南子'，又名'大洞果'。形似干青果，皮色黑黄，起皱纹，以水泡之，层层胀大，如浮藻然，中有软壳，核壳内有仁二瓣。"

胖大海泡于水中会快速膨胀成海绵状，体积能增大数倍，故名"胖大海"。"胖"是言其本品遇水会膨胀发胖，"大"与"海"是同义词联用，强调其本品体积的"膨大"现象。

本品成人的内服量每日为3~9g，煎汤或泡茶饮。

歌曰：胖大海淡，清热开肺；咳嗽咽痛，音哑便秘。

炮姜

【来源】 本品为干姜的炮制加工品。

【别名】 黑姜。

【功用】 温中散寒，温经止血。

【释名】 本品依其炮制方法而得名"炮姜"。

"炮"是指中药炮制的一种方法，指将药材置于带火星的热灰中慢慢加热至规定的程度。

干姜温中散寒，其性走而不守；炮姜亦温中散寒，但其性是守而不走。

李东垣在《珍珠囊指掌补遗药性赋》中曰："观夫：川椒达下，干姜暖中。"

歌曰：干姜味辛，表解风寒；炮苦逐冷，虚寒尤堪。

南沙参

【来源】 本品为桔梗科多年生草本植物四叶沙参（轮叶沙参）或沙参的干燥根。

【别名】 沙参、泡参、泡沙参、羊婆奶、土人参。

【功用】 养阴，清肺，化痰，益气。

【释名】 本品原名"沙参"。本品原植物在南方地区有广泛的分布，由于功用及性状都类同于北沙参，故取其药名叫"南沙参"。

本品因其质地虚软、松泡，故老药工习称为"泡参"。李时珍在《本草纲目》中为本品释名曰："沙参处处山原有之……黄土地者则短而小；根茎皆有白汁。八、九月采者，白而实；春月采者，微黄而虚。小人亦往往絷蒸压实以乱人参，但体轻松，味淡而短耳。"

歌曰：沙参味甘，消肿排脓；补肝益肺，退热除风。

南瓜子

【来源】 本品为葫芦科南瓜属植物南瓜的种子。

【别名】 南瓜仁、白瓜子、金瓜米、窝瓜子、倭瓜子。

【功用】 驱绦虫、蛔虫。

【释名】 本品以其药用部位而得名。本品药用的是南瓜的种子，故名"南瓜子"。

本品驱绦虫的效果极佳，且无毒副作用。

歌曰：南瓜子温，杀虫无毒；血吸绦蛔，大剂吞服。

南鹤虱（附：北鹤虱）

【来源】 本品为伞形科植物野胡萝卜的干燥成熟果实。

【别名】 野胡萝卜子、窃衣子、虱子草、鹤虱。

【功用】 杀虫，消积。

【释名】 本品依其药材的形状而得"鹤虱"之名。

虱子，在民间俗称为"虱"，是一种寄生虫，常寄生于人体或其他哺乳动物或鸟类的身上。虱子的体型较小，无翅，身体扁平，喜寄生于毛发处，有善于钩住毛发的足（攫握器），以宿主的血液为食。

从前，虱子很常见，而且人与动物之间能交互感染这种寄生虫。现代，由于人们卫生条件的明显改善，寄生于人身上的虱子几乎绝迹了。本品的形状像虱子，质轻，能随风漂移，故取其药名叫"鹤虱"，其意为"仙鹤身上的虱子"。

古医籍中所记载的鹤虱在当前分为"南鹤虱"和"北鹤虱"两种药材商品；其中南鹤虱的药名简称"鹤虱"。

附：北鹤虱

本品为菊科植物天名精的干燥成熟果实；其别名有天名精籽、鹤虱、鹄虱、鬼虱等；其功效与临床应用与南鹤虱略同。

歌曰：鹤虱味苦，杀虫追毒；心腹卒痛，蛔虫堪逐。

络石藤

【来源】 本品为夹竹桃科植物络石的干燥带叶藤茎。

【别名】 悬石、略石、领石、石龙藤、耐冬、对叶藤、过墙风、石邦藤、骑墙虎、折骨草、交脚风、铁线草、藤络、见水生、苦连藤、软筋藤。

【功用】 通络，止痛。

【释名】 本品以其原植物常攀爬于岩石生长的习性而得"络石藤"之名。

本品药用其带叶的藤茎。苏敬在《新修本草》中为本品释名曰："以其包络石木而生，故名'络石'。"

歌曰：络石微寒，经络能通；祛风止痛，凉血消痈。

荔枝核

【来源】 本品为无患子科植物荔枝的干燥成熟种子。

【别名】 荔仁、枝核、荔核、大荔核。

【功用】 行气散结，祛寒止痛。

【释名】 "核"是个多音字，如用于某些口语词时"核"可以发"hú"的音，常用来表示果实中坚硬并包含果仁的部分，例如桃核子、杏核子等。"核"发"hé"音时多用来表示类似于果核样的事物，指其中心部分，如细胞核、原子核等。所以北方人将本品习称为"荔子核（hú）"。

本品以其入药的部位而命名；因药用其荔枝的种子，故名"荔枝核"。

苏颂在《图经本草》中为"荔枝"释名时曰："按：朱应《扶南记》曰：此木结实时，枝弱而蒂牢，不可摘取，必以刀斧劙取其枝，故以为名。'劙'音'利'，与'刕'同。"李时珍在《本草纲目》中为本品释名曰："司马相如《上林赋》作'离枝'。按：白居易曰：若离本枝，一日色变，三日味变。则'离支'之名，又或取此义也。"

歌曰：荔枝核温，理气散寒；疝瘕腹痛，服之俱安。

荆芥

【来源】 本品为唇形科植物荆芥的干燥地上部分。

【别名】 香荆荠、线荠、四棱杆蒿、假苏。

【功用】 解表，散风，透疹。

【释名】 本品以其药材的质地与味道而得"荆芥"之药名。

"荆"言其质，指其质地坚韧如荆棘；荆棘质地坚韧，故有"披荆斩棘"之成语。"芥"言其味，指其味道辛辣如芥子。

李东垣在《珍珠囊指掌补遗药性赋》中曰："荆芥穗清头目便血，疏风散疮之用。"

歌曰：荆芥味辛，能清头目；表汗祛风，治疮消瘀。

姜黄

【来源】 本品为姜科植物姜黄的干燥根茎。

【别名】 黄姜、毛姜黄、宝鼎香、黄丝郁金。

【功用】 破血行气，通经止痛。

【释名】 本品依其药材的形状与颜色而得"姜黄"之名。

李时珍在《本草纲目》中为本品释名曰："根盘屈黄色，类生姜而圆。"因该药材的外形像生姜，断面呈现黄色，故名"姜黄"。

李东垣在《珍珠囊指掌补遗药性赋》中曰："姜黄能下气，破恶血之积。"

歌曰：姜黄味辛，消痈破血；心腹结痛，下气最捷。

胡黄连

【来源】 本品为玄参科植物胡黄连的干燥根茎。

【别名】 割孤露泽、胡连。

【功用】 清热，凉血，燥湿。

【释名】 本品以其产地和功用而得"胡黄连"之药名。

"胡"在古代是对北方游牧民族的一种泛称。本品原产于胡人之地，其性味与功用类似于黄连，故名"胡黄连"。

歌曰：胡黄连苦，治劳骨蒸；小儿疳痢，盗汗虚惊。

厚朴

【来源】 本品为木兰科植物厚朴或凹叶厚朴的干燥杆皮、根皮及枝皮。

【别名】 赤朴、烈朴、油朴、紫朴、紫油朴、川朴、紫油厚朴、温朴。

【功用】 行气化湿，温中止痛，降逆平喘。

【释名】 厚朴之药名有其两层含义：

其一，"厚"指其"薄厚"。"朴"与"剥"互为通假字，"朴"指"剥离"。厚朴树的树皮很厚，但却很容易剥离，故名"厚朴"。这是古人依其药材原植物特征来命名的一种方法。张秉成在《本草便读》中为本品释名曰："朴树之皮，其皮甚厚，故名。"

其二，"厚"是指其味道醇厚。本品辛辣而苦的滋味较浓。"朴"是言该树有"简单朴素"之象，故取名叫"厚朴"。这是以中药性味来命名的一种方法。在古代，厚朴还有"赤朴""烈朴"等异名。李时珍在《本草纲目》中为本品释名曰："其木质朴而皮厚，味辛烈而色紫赤，故有厚朴、烈、赤诸名。"

厚朴以四川产者为道地药材，习称"川厚朴"。川厚朴以油性大、气味浓郁而色紫者为佳，所以又有"紫油厚朴""紫油朴""油朴"等诸多别名。

厚朴药材商品按其树杆皮、根皮和枝皮来进行其质量分等，所以又有"蔸朴"（根皮）、"根朴"（根皮）、"筒朴"（杆皮）、"枝朴"（枝皮）等不同的商品名称。厚朴药材商品按其形状又可分为"单卷朴""双卷朴""如意朴""靴朴""鸡肠朴"等不同的规格。

"山厚朴"与"柴朴"是厚朴的混淆品，不可以作为厚朴来药用。

李东垣在《珍珠囊指掌补遗药性赋》中曰："厚朴温胃而去呕胀，消痰亦验。"

歌曰：厚朴苦温，消胀泄满；痰气泄痢，其功不缓。

骨碎补

【来源】 本品为水龙骨科植物槲蕨的干燥根茎。

【别名】 肉碎补、石岩姜、猴姜、毛姜、申姜、爬岩姜、岩连姜。

【功用】 补肾强骨，续伤止痛。

【释名】 本品依其功用而得"骨碎补"之药名。

本品药材的根状茎粗壮，长而横走，形似生姜，表面密被棕黄色钻状披针形有睫毛的鳞片，鳞片如猴毛状，故又名"猴毛姜"，或简称"猴姜"；又因十二属相中的"猴"占据地支中"申"的位置，故将本品也称为"申姜"。陈藏器在《本草拾遗》中为本品释名曰："骨碎补本名猴姜，开元皇帝以其主伤折，补骨碎，故命此名。"本品因能续补破碎的骨头而愈伤，故名。

李东垣在《珍珠囊指掌补遗药性赋》中曰："疗折伤之症则骨碎补。"

歌曰：骨碎补温，折伤骨节；风血积疼，最能破血。

枸杞

【来源】 本品为茄科植物宁夏枸杞的干燥成熟果实。

【别名】 苟起子、枸杞红实、西枸杞、狗奶子、枸蹄子、枸杞果、地骨子、枸茄茄、红耳坠、血枸子、枸杞豆、血杞子、津枸杞。

【功用】 滋补肝肾，益精明目。

【释名】 关于本品名称的由来有以下两种学术观点：

（1）"枸杞"之药名是对其民间"狗骑"乡音的雅写。

自古以来，朝野公认宁夏产的枸杞质量最佳，味道香甜、肉多籽少，为地道药材。宁夏枸杞的原植物是北方野枸杞的变种，其变异是由于人工长期栽种和选育造成。野枸杞在我国北方地区分布广泛，但其果实的味道较苦，籽多而肉少，不能食用和药用。

宁夏中宁枸杞产地的老农曾对笔者讲述过民间对其枸杞名称来历的一种说法，其大意如下：

从前，宁夏中卫人过的是半农半牧的生活，自家种点蔬菜和粮食，同时也放牧牛羊。起先，有户人家的小孩常采摘离家不远处一种小灌木上的红果子吃，大人们发现狗狗常在这种小灌木上撒尿，而狗的天性在撒尿时要把一只后腿翘起来，所以大人们就教训小孩说那是"狗骑"过的东西，不洁净，不能吃；但小孩子们总是管不住嘴，于是大人们就将这种小灌木移栽到有篱笆墙保护的菜园内，以免狗再在上面撒尿。谁也没想到这种小灌木经移栽之后所结的果实竟然变大而且变甜了，大人和小孩子均喜欢吃，于是，当地人纷纷仿效，在菜园子里栽种这种小灌木，并将其果实晒干来食用，但"狗骑"这一俗称一直在民间口口相传至今。后来，由于该品受到社会各界人士的欢迎，供药食两用，还曾作为当地的特产上贡朝廷，故又得了个"贡果"的别名。文人雅士们觉得把人吃的东西写作"狗骑"有失其儒雅和体面，故借用了同音的"枸杞"二字代之。现在好多人将"枸杞"误读为"gǒu jǐ"，实际上它仍然是读了"狗骑"的乡音。

（2）本品是依其原植物茎秆与刺的特征而得"枸杞"之植物名。

李时珍在《本草纲目》中为本品释名曰："构、杞二树名，此物棘如构之刺，茎如杞之条，故兼名之。"李时珍这段话的意思是说："构"与"杞"分别是两种树木的名称，因本品原植物的棘刺很像构树的棘刺，而其茎枝又像杞树的茎枝，所以就将这两种树的名字合在一起而作为其植物名，叫作"枸杞"。

本品色红而味甜，有补肾、强身、延年的功效，故又衍生出"狗奶子""红耳坠""甜菜子""红构杞""红果""却老子"等诸多的别名来。我国古代的民谚云："去家千里，不带家室，勿食萝摩、枸杞。"前人的经验之谈表明了本品有补肾壮阳的功效。

歌曰：枸杞甘平，填精补髓；明目祛风，阴兴阳起。

钩藤

【来源】 本品为茜草科植物钩藤、大叶钩藤、毛钩藤、华钩藤或无柄果钩藤的干燥带钩茎枝。

【别名】 双钩藤、鹰爪风、吊风根、金钩草、倒挂刺、钩钉。

【功用】 清热平肝，息风定惊。

【释名】 本品以药用部位及形状而得"钩藤"之名。

本品之药用部位为带钩刺的藤（茎枝）。李时珍在《本草纲目》中为本品释名曰："其刺曲如钓钩，故名。"

刘若金在《本草述》中介绍本品的功效："治中风瘫痪，口眼歪斜，及一切手足走注疼痛，肢节挛急。又治远年痛风瘫痪，筋脉拘急作痛不已者。"古代医家大多采用的是"格物致知"和"取类比象"的思维模式，认为凡是陈年痼疾、虚邪贼风潜伏深沉者，就当用本品以钩其所沉。

歌曰：钩藤微寒，善疗惊痫；手足瘛疭，抽搐口眼。

茯苓（附：赤茯苓、茯神、茯苓皮）

【来源】 本品为多孔菌科真菌茯苓的干燥菌核。

【别名】 茯菟、松腴、不死面、松薯、松木薯、松苓、茯苓个、茯苓皮、茯苓块、赤茯苓、白茯苓、曰茯苓、曰苓。

【功用】 利水渗湿，健脾宁心。

【释名】 本品是因古人的错误认知而有"茯苓"之药名。

野生茯苓药材常生长于枯死的松树之下，古人见此物无苗却能逐渐地长大，不知其是真菌，以为是松树的精气伏结于地下所形成的铃铛样东西，故将其称之为"茯苓"。

李时珍在《本草纲目》中为本品释名曰："茯苓，《史记·龟策传》作'伏灵'。盖松之神灵之气，伏结而成，故谓之伏灵、伏神也。"寇宗奭在《本草衍义》中为本品释名曰："多年樵斫之松根之气味，抑郁未绝，精英未沦，其精气盛者，发泄于外，结为茯苓，故不抱根，离其本体，有'零'之义也。津气不盛，只能附结本根，既不离本，故曰'伏神'。"

附：赤茯苓、茯神、茯苓皮

鲜茯苓在产地可以加工成以下四种不同的药材商品：

剥下外面灰褐色的外皮，干燥后叫"茯苓皮"。靠近皮部带暗红色的部位切片干燥后称"赤茯苓"。如果有松树根穿过的部位切片干燥后称之为"茯神"；其余的白色部分切片干燥后称为"白茯苓"，简称"茯苓"。

李东垣在《珍珠囊指掌补遗药性赋》中曰："白茯苓补虚劳，多益心脾之有准。赤茯苓破结滞，独利水道以无毒。茯神宁心益智，除惊悸之痌。"

歌曰：茯苓味淡，渗湿利窍；白化痰涎，赤通水道。

茯神补心，善镇惊悸；恍惚健忘，兼除怒秽。

茯苓皮淡，善于走表；皮肤水肿，小便短少。

独活

【来源】 本品为伞形科植物重齿毛当归的干燥根。

【别名】 胡王使者、独摇草、独滑、长生草、川独活、肉独活、香独活、绩独活、大活、山大活、玉活、香独活。

【功用】 祛风除湿，通痹止痛。

【释名】 本品在《名医别录》中以"独摇草"为其药名。陶弘景在《名医别录》中为本品释名曰："一茎直上，不为风摇，故曰独活。"黄宫绣在《本草求真》中曰："独活有风不动，无风反摇，故名独摇草，乃知其能疗水湿伏风。"

采药的农民有谚语云："羌活不下山，独活不出沟。"（注：羌活、独活均产自羌人之地的高寒阴湿处。羌活多生长在山峁峁上，独活多生长在山沟沟里；故羌活善祛上半身之风湿，独活善祛下半身之风湿）。如果就其本品名称的字义而言，"独"指"独特"；"活"指"灵活、有活力"。本品是以其功效而命名，其药名的含义为"能使肢体变得灵活、药效独特"。

李东垣在《珍珠囊指掌补遗药性赋》中曰："独活疗诸风，不论久新。"

歌曰：独活辛苦，颈项难舒；两足湿痹，诸风能除。

穿心莲

【来源】 本品为爵床科植物穿心莲的干燥地上部分。

【别名】 春莲、秋柳、一见喜、榄核莲、苦胆草、金香草、金耳钩、印度草、苦草。

【功用】 清热解毒，凉血消肿。

【释名】 本品以其原植物花朵的特征取名叫"穿心莲"。

本品原植物的花形像莲花，但其花蕊却穿心而过，故名"穿心莲"。

歌曰：穿心莲寒，热毒能瘥；咽喉肿痛，毒虫咬伤。

穿山龙

【来源】 本品为薯蓣科多年生缠绕草本植物穿龙薯蓣的干燥根茎。

【别名】 穿龙骨、穿地龙、狗山药、穿山骨、土山薯、竹根薯、铁根薯、雄姜、黄鞭、野山药、地龙骨、金刚骨、串山龙、过山龙等。

【功用】 舒筋活络，祛风止痛。

【释名】 笔者年轻时，常去挖穿山龙来换钱，见其根状茎横走，较坚硬，稍弯曲，呈扁圆柱形，在地下浅层的土壤中平行延伸的长度可达 1~2m，外皮为黄褐色，挖出一根完整的根茎放在地面上来观看，其状如"龙"，故挖药的人都形象地称它为"地龙骨""穿地龙"或"穿山龙"。笔者认为本品是以鲜药材的形状而取名叫"穿山龙"。

歌曰：穿山龙平；活血通络；祛风除湿，止咳平喘。

穿山甲

【来源】 穿山甲为鳞甲目鳞鲤科地栖性哺乳动物鲮鲤的干燥鳞片。

【别名】 鲮鲤、陵鲤、龙鲤、石鲮鱼。

【功用】 活血散结，通经下乳，消痈溃坚。

【释名】 本品因该动物有善于掘地打洞的特性而得"穿山甲"之名。

鲮鲤多在山麓地带的草丛中或丘陵杂灌丛中较潮湿的地方挖穴而居，平时喜独居于洞穴之中，昼伏夜出，全身被有坚硬的鳞甲，遇敌时则蜷缩成球状以自保。

鲮鲤打洞的速度很快，常用强健的前肢爪掘开蚁洞来觅食，故民间将其俗称为"穿山甲"。

本品以鳞片药用，称"麒麟片""山甲片""钱鲮甲""甲珠"等。李时珍在《本草纲目》中为本品释名曰："穿山甲，古方鲜用，近世风疟疮科通经下乳，用为要药，盖此物能窜经络达于病所故也。谚曰：'穿山甲、王不留，妇人食了乳长流'，亦言其迅速也。……方用或炮，或烧，或酥炙、醋炙、童便炙，或油煎、土炒、蛤粉炒，当各随本方，未有生用者。仍以尾甲为力胜。"

本品炮制后方能入药。中医在处方时其药名须写为"制穿山甲"或"醋穿山甲"。目前已禁用。

歌曰：穿山甲咸，活血消癥；通经下乳，消肿排脓。

草果

【来源】 本品为姜科植物草果的干燥成熟果实。

【别名】 草果仁、草果子、老蔻。

【功用】 燥湿温中，除痰截疟。

【释名】 本品以其原植物生长的特点而得"草果"之名。

草果植株开花和结果在其根部之上的枝条上，其果实紧靠于地面，所以成熟后的果实常常隐藏于草丛中，药农在采收时需"拨草而得其果"，故名"草果"。

李东垣在《珍珠囊指掌补遗药性赋》中曰："草果仁温脾胃而止呕吐。"

歌曰：草果味辛，消食除胀；截疟逐痰，解瘟辟瘴。

草豆蔻

【来源】 本品为姜科植物草豆蔻的干燥近成熟种子。

【别名】 草蔻、草蔻仁、假麻树、偶子豆蔻、漏蔻、豆蔻子、大草蔻、偶子、草蔻仁、飞雷子、弯子。

【功用】 燥湿行气，温中止呕。

【释名】 本品是因为曾代替过肉豆蔻来烹饪肉食而得了个"草豆蔻"之俗名。

从前，草豆蔻与肉豆蔻同作为烹饪肉食的调料应用，但其味不及肉豆蔻香，只是在肉豆蔻的货源不足时，人们才会以此品来替代之。"草"字在古代常用来指代平常或不值钱的事或物，例如将普通老百姓称之为"草民"等。寇宗奭在《本草衍义》中为本品释名曰："豆蔻，草豆蔻也。此是对肉豆蔻而名。"

歌曰：草蔻辛温，治寒犯胃；作痛呕吐，不食能食。

荜澄茄

【来源】 本品为樟科植物山鸡椒的干燥成熟果实。

【别名】 毗陵茄子、澄茄、毕茄、山苍子、山鸡椒、山香椒、山香根、豆豉姜、木姜子。

【功用】 温中散寒，行气止痛。

【释名】 据古本草书籍记载，本品原产自佛逝国（泛指今天的印度尼西亚和印度等国的广袤地域），荜澄茄之药名是依其音译而得。

马志在《开宝本草》中为本品释名曰："荜澄茄生佛誓国，其名为音译而来。"据笔者考证："佛誓国"当为"佛逝国"。"佛逝国"语出《新唐书·地理志七下·岭南道》，其文曰："广州东南海行……又五日行至海硤，蕃人谓之'质'，南北百里，北岸则罗越国，南岸则佛逝国 。"佛逝国，即佛祖逝世时所在的国家。

李东垣在《珍珠囊指掌补遗药性赋》中曰："盖夫散肾冷、助脾胃，须毕澄茄；疗心痛、破积聚，用蓬莪术。"

歌曰：毕澄茄辛，除胀化食；消痰止哕，能逐寒气。

荜茇

【来源】 本品为胡椒科植物荜茇的近成熟或成熟的干燥果穗。

【别名】 毕勃、荜菝、荜拨梨、阿梨诃他、椹圣、鼠尾。

【功用】 温中散寒，下气止痛。

【释名】 "荜茇"之药名是依其外语的音译而得。

本品原产于马来西亚和菲律宾一带，在公元 7 世纪时逐渐传入我国，起初作为香料使用，后来也作为药用。在当时的商业贸易活动中，依其外语之音，将本品名称直译为"荜茇"。

李时珍在《本草纲目》中曰："荜茇，辛热耗散，能动脾肺之火，多食令人目昏，食料尤不宜之。"

李东垣在《珍珠囊指掌补遗药性赋》中曰："欲温中以荜茇；用发散以生姜。"

歌曰：荜茇辛热，温中散寒；下气止痛，开郁除痰。

柏子仁

【来源】 本品为柏科植物侧柏的干燥成熟种仁。

【别名】 柏实、柏子、柏仁、侧柏子。

【功用】 养心安神，止汗，润肠。

【释名】 "柏"的本义同"伯"。"伯"是古人对其长辈的尊称。柏树四季常青，树龄可达千年以上，是树木中的长辈，故曰"柏"。本品为柏科植物侧柏的干燥成熟种仁，以其入药的部位而取名叫"柏子仁"。

李东垣在《珍珠囊指掌补遗药性赋》中曰："柏子仁养心神而有益。"

歌曰：柏子味甘，补心益气；敛汗润肠，更疗惊悸。

急性子（含：凤仙透骨草、凤仙花）

【来源】 本品为一年生肉质草本植物凤仙的成熟干燥种子。

【别名】 指甲花、散沫花、染指甲花、海蒳、海娜、小桃、小桃红、菊婢。

【功用】 破血，软坚，消积。

【释名】 本品以其种子成熟后的生物学特征而取名叫"急性子"。

本品原植物属于观赏性花卉兼药用的草本植物，其植物名为"凤仙花"。如果以全草的地上部分入药时则称为"凤仙透骨草"；如果以种子入药时则称为"急性子"。如果单用其花朵来染红指甲时则称为"凤仙花"或"指甲花"。

该植物为何名叫"凤仙花"呢？李时珍在《本草纲目》中为本品释名曰："其花头、翅、尾、足，俱翘翘然如凤状，故以名之。女人采其花及叶，包染指甲。其实状如小桃，老则崩裂。故有'指甲''急性''小桃'诸名。宋光宗李后讳凤，宫中呼为'好女儿花'……"凤仙花的花形格外奇巧，花朵宛如飞凤，其花有头、有尾、有翅、有足，生动形象，活灵活现，就像一只凤凰在飞翔，令人不得不赞叹大自然造化的神奇与绝妙。

凤仙花的种子为何名叫"急性子"呢？因其蒴果成熟之后，人手稍一触及，就会立马爆裂，将种子弹射四处，故得"急性子"之俗称。英文名叫"touch me not"，按意译是"别碰我"。东方人与西方人在对本品的命名方法上是出奇的一致。

本品的"海娜"别名则是由其音译而来。公元 1010 年，中亚人阿维森纳在《医典》中称指甲花的阿拉伯语为"Hina"，此后还有多种古文献记录中亚许多语言中均称指甲花为"海娜"。1964 年出版的《维吾尔医常用药材》称指甲花在维语中也称作"Hina，hanyd"，音译就是"海娜"。

所谓"小桃"者，乃蒴果之尖端状如桃尖，花红色，故名"小桃（红）"。

所谓"凤仙透骨草"者，乃是按其药效而取名。"透骨"，指其具有活血化瘀、消肿止痛、祛风逐湿等疗效。民间如遇跌打损伤、伤筋动骨诸疾患，常以此品煎煮外洗，疗效显著。古人认为其药力强劲、能通透至骨，故以"凤仙透骨草"名之。

急性子微苦、辛，温；有小毒。归肺、肝经。有催产、消积、散淤消肿、破血软坚之功。用于难产、癥瘕痞（pǐ）块、经闭、噎膈等症。孕妇忌服。《本草纲目》在本品的主治项写有"产难"二字，其治法为：服急性子6g，研末，吞服（勿近牙）；外以蓖麻子随年龄数捣烂，涂敷足心，可治妇人难产。

急性子除药用外，尚有另一用途，可用于烹饪肉食。据清初陈淏（hào）子辑、伊钦恒校注《花镜》（修订版，中国农业出版社，1962 年 12 月第一版）记载："庖人煮肉物，著（按：当为'着'）二三粒即烂。"如果您也需要很快地将肉煮烂，可效此法。

凤仙花的花朵具有很强的抑真菌作用，花瓣捣碎后加入大蒜汁与白矾，可染红指甲，数次之后即有根治灰指甲之效。

中药谚语云："凤仙花通经还治骨鲠。"

歌曰：急性子辛，可治难产；闭经噎膈，消瘕除痞。

透骨草温，除湿祛风；舒筋活血，散瘀消肿。

桂枝（含：肉桂）

【来源】 本品为樟科植物肉桂嫩枝趁鲜切片干燥品。

【别名】 柳桂、嫩桂枝。

【功用】 发汗解肌，温通经脉，助阳化气，平冲降气。

【释名】 本品以入药的部位而得"桂枝"之名。药用其肉桂树的嫩枝，故简称为"桂枝"。

若药用其肉桂树的树皮，则称为"肉桂"或"桂皮"。上等的肉桂在古代多为官府所用，故又称之为"官桂"或"紫油桂"。因桂皮是人们烹饪肉食的常用调料，与肉的关联密切，故民间俗称其为"肉桂"。

肉桂药性大热，能补命门之火。

李东垣在《珍珠囊指掌补遗药性赋》中曰："肉桂行血而疗心痛，止汗如神。"

歌曰：桂枝小梗，横行手臂；止汗舒筋，治手足痹。

肉桂辛热，善通血脉；腹痛虚寒，温补可得。

益智仁

【来源】 本品为姜科植物益智的干燥成熟果实。

【别名】 益智子、益智、摘艼子。

【功用】 温脾，止泻，摄涎，暖肾，缩尿，固精。

【释名】 本品以其药效与药用部位而得"益智仁"之药名。本品药用其种仁，其种仁有补肾益智之功效，故名"益智仁"。

李时珍在《本草纲目》中为本品释名曰："脾主智，此物能益脾胃故也，与龙眼名'益智'义同。"

李东垣在《珍珠囊指掌补遗药性赋》中曰："益智安神，治小便之频数。"

歌曰：益智辛温，安神益气；遗溺遗精，呕逆皆治。

益母草（附：茺蔚子）

【来源】　本品为唇形科植物益母草的干燥地上部分。

【别名】　益母蒿、益母艾、红花艾、坤草、三角胡麻、四楞子棵。本品的古名叫"茺蔚"。

【功用】　活血调经，利尿消肿。

【释名】　本品是依其原植物的生物学特征及其药效而得"益母草"之药名。

李时珍在《本草纲目》中为本品释名曰："此草及子皆充盛密蔚，故名'充蔚'。""蔚"字的本义指"茂盛、盛大"，例如成语"蔚然成风"和"蔚为大观"中的"蔚"字皆是取其本义。张秉成在《本草便读》中为本品释名曰："清瘀化水，是其所长。以产母必有瘀浊停留，此物能消之化之，邪去则母受益，故有益母之名。"

益母草是中医妇科用来调月经及治疗产后疾病的一味常用药物，民谚曰："家有益母草，娃娃满院跑。"

歌曰：益母草苦，女科要药；产后胎前，生新去瘀。

附：茺蔚子

【来源】　本品为唇形科植物益母草的干燥成熟果实。

【别名】　茺玉子、坤草子、益母草子、牛颓、錾菜、郁夏草、三角子、冲玉子、苦草子、小胡麻。

【功用】　活血调经，清肝明目。

【释名】　本品是依其原植物的生物学特征及其药效而得"茺蔚子"之药名，其详解见益母草之释名项。

歌曰：茺蔚苦辛，心包肝经；清肝明目，活血调经。

徐长卿

【来源】 本品为萝藦科植物徐长卿的干燥根及根茎。

【别名】 寮刁竹、逍遥竹、遥竹逍、瑶山竹、了刁竹、对节莲、竹叶细辛、铜锣草、一枝香、英雄草。

【功用】 祛风化湿，止痛止痒。

【释名】 本品是以其人名而为药名。李时珍在《本草纲目》中为本品释名曰："徐长卿，人名也，常以此药治邪病，人遂以名之。"

歌曰：徐长卿温，利水消肿；止痛止咳，活血有功。

夏枯草

【来源】 本品为唇形科植物夏枯草或长冠夏枯草的干燥果穗。

【别名】 棒槌草、铁色草、大头花、夏枯头、棒头柱、六月干、夏枯头、灯笼草、夏枯球。

【功用】 清火明目，散结消肿。

【释名】 本品以原植物的生物学特征而得"夏枯草"之名。

张秉成在《本草便读》中为本品释名曰："此草冬至后生叶，至春而花，一到夏至即枯，故名。"

《中华人民共和国药典》规定夏枯草的入药部位为其干燥果穗，但在药材市场上，药商们却将其果穗称为"夏枯球"，这是因为本品的全草也是一种中草药，其药名也叫"夏枯草"，这与《中华人民共和国药典》收载的夏枯草形成了同名异物，二者之间很容易发生药材商品的混淆，故药商只能另起商品名以避免混淆。鲜品夏枯草微有清香气，味淡；民间传统用它来制作凉茶，作为大众清凉消暑的饮品。在东南沿海一带，一般凉茶铺子都有自家制作的夏枯草凉茶售卖。当前行销全国的罐装饮品"王老吉"凉茶，其配方中使用的是夏枯草的全草。台湾的中医传统习惯以夏枯草的全草来入药，但大陆多数地区按中医传统习惯只药用其干燥果穗。

歌曰：夏枯草苦，瘰疬瘿瘤；破症散结，湿痹能疗。

珍珠透骨草（附：透骨草的地方习用品 5 种）

【来源】 本品为大戟科植物地构叶的干燥全草。

【别名】 地构菜、瘤果地构叶、竹格叉、铁线草。

【功用】 祛风除湿，舒筋活络。

【释名】 本品以其药效而命名，指其"祛风除湿、舒筋活络"的药力能"透骨"，故名"透骨草"。

本品的主流药材商品分为"凤仙透骨草"与"珍珠透骨草"两种，前者多用于外洗，后者多用来内服。透骨草在《中华人民共和国药典》中没有被收载，因为全国各地的透骨草习用品大不一样，其情况如下：

（1）甘肃、陕西、山西等地习用"珍珠透骨草"，其药材为大戟科植物。

地构叶的带有根茎的干燥全草，因该品的蒴果犹如三颗珍珠相聚在一起，故俗称其为"珍珠透骨草"。

（2）安徽、江苏、浙江一带习用"凤仙透骨草"，其药材为凤仙花科植物凤仙的干燥茎。

（3）山东、辽宁等地习用"羊角透骨草"，其药材为紫葳科植物角蒿的干燥全草。

（4）河北、北京、天津一带习用毛茛科植物黄花铁线莲的干燥全草，习称为"铁线透骨草"。

（5）东北地区习用豆科植物山野豌豆、广布野豌豆和假香野豌豆的全草作为透骨草来药用。

（6）云南、贵州地区则用杜鹃花科植物云南白珠树的枝叶作为透骨草来入药。

歌曰：透骨草辛，散风寒湿；舒筋活络，行血止痛。

通草

【来源】 本品为五加科植物通脱木的干燥茎髓。

【别名】 通花根、大通草、白通草、方通、泡通、通脱木、葱草、通花、五加风、宽肠、大通塔、大木通、通花五加。

【功用】 清热利尿，通气下乳。

【释名】 本品有利尿、通乳的功效，故以其功用而取名叫"通草"。

歌曰：通草味甘，善治膀胱；消痈散肿，能医乳房。

桃仁

【来源】　本品为蔷薇科植物桃或山桃的干燥成熟种子。

【别名】　桃核仁、毛桃仁、扁桃仁、大桃仁、家桃仁、山桃仁。

【功用】　活血祛瘀，润肠通便。

【释名】　本品因药用其桃或山桃的种仁，故名"桃仁"。

"桃"是一个形声字，形声兼会意。"木"为形符，"兆"为声符。"木"的本义为树。兆是一个数量词，在古代泛指较大的数，也可指一万亿。桃树的特征是花朵繁多，一棵树上开的花多到数也数不清，故名曰"桃"。形声兼会意所表达的意思是："桃"为其兆木，"兆"字又有"预示"和"显示"吉祥的意思，所以在中国民俗里讲究在院庭里要多栽桃树和杏树，以取其人丁兴旺和吉祥如意之寓意。

李东垣在《珍珠囊指掌补遗药性赋》中曰："桃仁破瘀血，兼治腰痛。"

歌曰：桃仁甘平，能润大肠；通经破瘀，血瘕堪尝。

桑叶（含：桑枝、桑白皮、桑葚）

【来源】　本品为桑科植物桑树经霜后的干燥叶片。

【别名】　铁扇子、蚕叶。

【功用】　疏散风热，清肺润燥，清肝明目。

【释名】　"桑"字是个表意字，从"又"从"木"。"又"是象形文字"手"的变体；木即树也。三人为众，在一棵树上有众人的手，那是在干什么呢？那是表意众人在采摘桑叶去养蚕。一个"桑"字承载着中国古人的生活信息。本品是以其桑树的药用部位而分别取其药名，如若药用其桑树的叶片，药名"霜桑叶"。苏颂在《图经本草》中曰："以夏秋再生者为上，霜后采之。"故药名"冬桑叶"或"霜桑叶"。若药用其桑树的嫩枝，药名"桑枝"。若药用其桑树根的内皮则称之为"桑白皮"。若药用其桑树的干燥果实则称其为"桑葚"。

花叶质轻，其性上升。霜桑叶能疏散风热，清肺润燥，清肝明目。枝达四肢，桑枝则善治四肢关节屈伸不利。皮能治皮，桑白皮善治皮下水肿，泻肺平喘。桑葚是果实，熟则下落，有下行之自然属性，其色黑，黑色入肾，故桑葚善补肾乌发，润肠通便。

李东垣在《珍珠囊指掌补遗药性赋》中曰："桑根白皮主喘息。"

歌曰：桑叶性寒，善散风热；明目清肝，又兼凉血。

　　　　桑枝苦平，通络祛风；痹痛拘挛，脚气有功。

　　　　桑皮甘辛，止嗽定喘；泻肺火邪，其功不浅。

　　　　桑甚子甘，解金石燥。清除热渴，染须发皓。

桑螵蛸

【来源】 本品为螳螂科昆虫大刀螂、小刀螂或巨斧螳螂的干燥卵鞘，其药材商品分别称为"团螵蛸""长螵蛸""黑螵蛸"。

【别名】 团螵蛸、长螵蛸、黑螵蛸、螳螂巢、螳螂子、刀螂子、螳螂蛋、流尿狗。

【功用】 固精缩尿，补肾助阳。

【释名】 本品以其药材的生境及其形状特征而得"桑螵蛸"之名。

"桑"即桑树，指本品多附生在桑树之上。"螵"通"飘"，其意为"随风摆动飞扬"。"蛸"与"鞘（qiào）"因其同音而相互为通假字，"鞘"的本义指装刀或剑的套子；如刀鞘、剑鞘等；其引申义为"里面空虚"。"蛸"，从"虫"，声"肖"，声兼表意。许慎在《说文解字》中曰："'肖'，骨肉相似也。从肉，小声。不似其先，故曰'不肖'也。"如果将许慎的这段古文译为现代白话文的话，其意思是说：肖，指形体容貌相似。从"肉"，"小"声。儿女不像他的父母，所以就叫"不肖"子孙。蛸（xiāo），多音而形声，字从"虫"从"肖"，"肖"亦声。"肖"的本义为"变小变细"。"虫"与"肖"联合后就表示"从头到尾逐渐变小变细的虫"。"螵蛸"两字组词后所表达的意思则是：这个与逐渐变小变细虫子相关的东西有"轻浮和空虚"的特征。凡中药名称中有"螵蛸"二字的，皆是表示其"轻浮和空虚"的特征。在煎药时，这类药会漂浮于水面，因此在煎药时要多加搅拌。简而言之，本品是因药材的生境及其形状而得"桑螵蛸"之药名。

李东垣在《珍珠囊指掌补遗药性赋》中曰："桑螵蛸疗遗精之泄。"

歌曰：桑螵蛸咸，淋浊精泄；除疝腰疼，虚损莫缺。

桑寄生（附：槲寄生）

【来源】　本品为桑寄生科植物桑寄生的干燥带叶茎枝。

【别名】　茑、寓木、宛童、桑上寄生、寄屑、寄生树、寄生草、茑木。

【功用】　补肝肾，强筋骨，祛风湿，安胎元。

【释名】　本品以其原植物的生长特征而有"桑寄生"之名。

李时珍在《本草纲目》中为本品释名曰："此物寄寓他木而生，如鸟立于上，故名寄生。"本品原名"桑上寄生"，后人简称为"桑寄生"。

本品是一种寄生性的植物，寄生于桑树上者名叫"桑寄生"，若寄生于其他树木上的则称为"槲寄生"或"杂寄生"。寇宗奭在《本草衍义》中为本品释名曰："古人惟取桑上者，是假其气尔……"槲寄生的功用类同桑寄生，但中医传统认为其临床疗效以桑寄生为最佳。

李东垣在《珍珠囊指掌补遗药性赋》中曰："桑寄生益血安胎，且治腰痛。"

歌曰：桑上寄生，风湿腰痛；止漏安胎，疮疡亦用。

秦皮

【来源】　本品为木犀科植物苦枥白蜡树、小叶白蜡树或秦岭白蜡树的干燥树皮。

【别名】　岑皮、梣皮、秦白皮、蜡树皮、苦榴皮。

【功用】　清热燥湿，收涩止痢，止带，明目。

【释名】　本品以其药用部位与出产地而得"秦皮"之药名。

本品药用岑（cén）树的树皮。岑树在古时候出产于秦国之地。李时珍在《本草纲目》中为本品释名曰："秦皮本作'岑皮'，其木小而岑高，故以为名。人讹为木，又讹为秦。或曰本出秦地，故得秦名也。"

本品在中医临床上主要用于热痢与泄泻的治疗。

歌曰：秦皮苦寒，明目涩肠；清火燥湿，热痢功良。

秦艽

【来源】　本品为龙胆科植物秦艽、麻花秦艽、粗茎秦艽或小秦艽的干燥根。

【别名】　秦纠、左秦艽、萝卜艽、辫子艽、麻花艽、小秦艽、大艽、西大艽、左扭、左拧、西秦艽。

【功用】 祛风湿，清湿热，止痹痛。

【释名】 本品是以其产地及药材特征而取名叫"秦艽"。

"秦"是言其地，指古代的秦国（即今天的陕西、甘肃一带）。"艽"是上下结构的形声字，从"艹"，"九"声，读"jiāo"音，其本义为"禽兽巢穴中的垫草"，其引申义表示"纠缠又散乱的样子"。

本品主产于秦地。该植物的根是由许多的小根纠聚扭曲而形成一体，故名"秦艽"。李时珍在《本草纲目中》中为本品释名曰："秦艽出秦中，以根作罗纹交纠者佳，故名秦艽、秦轧。"

李东垣在《珍珠囊指掌补遗药性赋》中曰："秦艽攻风逐水，又除肢节之痛。"

歌曰：秦艽苦寒，除湿荣筋；肢节风痛，下血骨蒸。

铅丹

【来源】 本品是纯铅经加工制造而成的四氧化三铅（Pb_3O_4）。

【别名】 黄丹、朱丹、红丹、漳丹、彰丹、朱粉、松丹、陶丹、铅黄、丹粉。

【功用】 拔毒，生肌，敛疮。

【释名】 本品以其药材生成的来源及其颜色而取名叫"铅丹"。

"铅"指其本品的来源，本品为铅的加工制造品。"丹"指其红颜色。本品为橙黄色或橙红色质重的细粉，光泽暗淡，不透明，用手摸之光滑细腻。

本品辛、咸，微寒；有毒！仅供外用。

歌曰：铅丹微寒，解毒生肌；疮疡溃烂，外敷颇宜。

莲子

【来源】 本品为睡莲科植物莲的成熟种子。

【别名】 莲肉、莲米、藕实、水芝丹、莲实、泽芝、莲蓬子。

【功用】 益肾固精，补脾止泻，止带，养心安神。

【释名】 本品是莲的成熟种子，故名"莲子"。

李时珍在《本草纲目》中为本品释名曰："莲者连也，花实相连而出也。"

李东垣在《珍珠囊指掌补遗药性赋》中曰："莲肉有清心醒脾之用。"

歌曰：莲子味甘，健脾理胃；止泻涩精，清心养气。

莱菔子

【来源】 本品为十字花科植物萝卜的干燥成熟种子。

【别名】 芦菔子、萝卜籽、萝白子、菜头子。本品原名叫"来服子"。

【功用】 消食除胀，降气化痰。

【释名】 本品因其消食化积之功而得"来服子"之药名。

本品的药材为十字花科来服属植物来服的种子，即萝卜籽。现今的人们将"来服子"误写为"莱菔子"，此纯属不明其义所致。按照文字学来考证："来"的繁体字写作"來"，来为麦名。甲骨文与金文中的"來"均象成熟的麦形，为麦的本字。而"麦"的繁体字写作"麥"，却为动词"来往""来去"之"来"的本字，在甲骨文与金文中上象麦形，下象人足（脚）形，为从"來"从"夂"（足）的会意字。

古人认为，小麦这种高级粮食作物来历不凡，是上天所赐，是从天上走下来的。许慎在《说文解字》中曰："来，周所受瑞麦来牟……天所来也，故为'行来'之'来'。"清代文字学家朱骏声在其所著《说文通训定声》中即认为"往来'的"来"原来是"麦'，"菽麦'的"麦"原来是"来"，以后互相调换，沿用至今，致使二者都成了久借不还的假借字而失其本义。虽则如此，然中药"来服子'之名却仍保留了"来'字的古义。"来'者，小麦也。"服"者，制服也。"子"者，种子也。'来服子"之名实为"服来子"，其意为制服小麦的种子或使小麦臣服的种子。这是取其来服子能制面食之毒、消面食之积的意思。

麦子是口感最好的粮食，是国人的主食，但吃多了也会出现肚子胀、不消化甚至口舌生疮的现象。中国古人认为出现这些现象是因为中了"麦毒"的缘故。我国古人还发现：人吃了萝卜之后，这些症状就会消失，于是就认为萝卜能让其麦子臣服，萝卜籽也就雅称为"来服子"了。

本品在中古时代称"蘆菔（lú féi）"，在近古时代转称"萊菔"，在今世又讹为"萝葍（萝卜）"。"萝卜"乃今人对本品之俗称也。

李东垣在《珍珠囊指掌补遗药性赋》中说："莱菔去膨胀，下气制面尤甚。"

歌曰：莱菔子辛，喘咳下气；倒壁冲墙，胀满消去。

桔梗

【来源】 本品为桔梗科植物桔梗的干燥根。

【别名】 梗草、土人参、苦桔梗、苦梗、大药、苦菜根、白药、利如。

【功用】 宣肺祛痰，利咽排脓。

【释名】 本品以其原植物的生长特征而得"桔梗"之名。

"桔"指其秸秆。"梗"指其挺直。这两个字合起来的意思就是"茎秆很直"。

桔梗是多年生草本植物，茎高 20~120cm，不分枝，极少上部分枝，叶轮生，茎秆笔直是该植物最明显的特征，故取名叫"桔梗"。

李时珍在《本草纲目》中为本品释名曰："此草之根结实而梗直，故名。"

李东垣在《珍珠囊指掌补遗药性赋》中曰："桔梗开肺利胸膈而治咽喉。"

歌曰：桔梗味苦，疗咽肿痛；载药上升，开胸利壅。

核桃仁（附：分心木）

【来源】 本品为胡桃科落叶乔木胡桃的干燥成熟种仁。

【别名】 胡桃仁、胡桃肉、核桃。本品的原名叫"胡桃"。

【功用】 补肾，温肺，润肠。

【释名】 因本品是外来的物种，故得"胡桃"之名。

苏颂在《本草图经》中为本品释名曰："此果本出羌胡，汉时张骞使西域始得种还，植之秦中，渐及东土，故名之。"李时珍在《本草纲目》中为本品释名曰："此果外有青皮肉包之，其形如桃，胡桃乃其核（hú）也，羌音呼'核'如'胡'，名或以此。或作'核桃'。"

本品是当前人们常见的干果，其种仁可入药，有益肾补脑，润肠通便的功效。

附：分心木

胡桃果仁之间的木质隔膜名叫"分心木"，入药有固肾、涩精、缩尿的功效，常用于治疗小儿尿床。

歌曰：天天吃核桃，黑发又补脑；隔名分心木，涩精又缩尿。

海藻

【来源】 本品为马尾藻科植物海蒿子或羊栖菜的干燥藻体。

【别名】 海根菜、鹿角尖、大蒿子、海藻菜、乌菜、海带花。

【功用】 消痰，软坚，散结，利水消肿。

【释名】 藻为形声字，从"草"，"澡"声，声又兼表意。"澡"字的本义指沐浴全身。"藻"为隐花植物的一大类，无根、茎、叶之区别，种类很多，海水和淡水里都有，海藻则是对生长在海水中藻类的总称，因其常年浸泡于水中，故曰"澡"。

陶弘景在《名医别录》中曰："海藻生东海池泽，七月七日采，曝干。"赵学敏在《本草纲目拾遗》中曰："此有二种：马尾藻生浅水中，如短马尾细，黑色，用之当浸去咸味；大叶藻生深海中及新罗，叶如水藻而大。"2020年版《中华人民共和国药典》收载的海藻为马尾藻科植物海蒿子或羊栖菜的藻体；前者称"大叶海藻"，后者称"小叶海藻"；二者的功效相同。

李东垣在《珍珠囊指掌补遗药性赋》中曰："海藻散瘿破气而治疝何难。"

歌曰：海藻咸寒，消瘿散疬；除胀破症，利水通闭。

海桐皮

【来源】 本品为豆科植物刺桐的干燥树皮。

【别名】 钉铜皮、刺桐皮。

【功用】 祛风湿，通经络，止痛。

【释名】 本品以药材的出产地及其性状而有"海桐皮"之名。

李珣在《海药本草》中为本品释名曰："生南海山谷中，树似桐而皮黄白有刺，故以名之。"

歌曰：海桐皮苦，霍乱久痢；疳匿疥癣，牙痛亦治。

海螵蛸

【来源】 本品为软体动物乌贼科动物无针乌贼或金乌贼的干燥内壳。

【别名】 乌贼骨、乌鲗骨、乌贼鱼骨、墨鱼骨、墨鱼盖。

【功用】 收敛止血，涩精止带，制酸，敛疮。

【释名】 本品依其药材生境及性状而得"海螵蛸"之名。

"海"是言该药材的生境，指其是来自于海洋。"螵蛸"则是言该药材的特征，指其"轻浮而空虚"。关于"螵蛸"二字的详细释义请参阅"桑螵蛸"名下。本品为乌贼的内壳，具有"轻浮和空虚"的特点；又本品的原动物乌贼是海洋中的生物，故取名叫"海螵蛸"。

李东垣在《珍珠囊指掌补遗药性赋》中曰："乌贼骨止带下，且除崩漏目翳。"

歌曰：海螵蛸咸，漏下赤白；癥瘕疝气，阴肿可得。

海马

【来源】 本品为海龙科动物海马（线纹海马）、刺海马、大海马、三斑海马或小海马（海蛆）的干燥全体。

【别名】 水马、马头鱼、龙落子鱼、对海马、海蛆（小海马）。

【功用】 温肾壮阳，散结消肿。

【释名】 本品以其药材的形状而得"海马"之名。

陶弘景在《名医别录》中为本品释名曰："是鱼虾类也，状如马形，故名。"本品产于海中，头略似马头，老药工将该药材的鉴别特征总结为"马头、蛇尾、瓦楞身"七个字；所以中医药界将本品称之为"海马"；民间又俗称其为"马头鱼"。

歌曰：海马性温，壮阳补肾；调气活血，止痛消肿。

海龙

【来源】 本品海龙科动物刁海龙、尖海龙、拟海龙除去皮膜的干燥体。

【别名】 管口鱼、杨枝鱼、钱串子。

【功用】 温肾壮阳，散结消肿。

【释名】 本品以药材的形状而取名叫"海龙"。

本品生长于海洋之中，因其首尾似龙，故名"海龙"。

本品的性味与功用与海马类同，但药力较强。

歌曰：海龙辛温，入肝肾经；阳痿遗精，风湿骨痛。

海金沙

【来源】 本品为海金沙科植物海金沙的成熟孢子。

【别名】 海金砂、左转藤灰、金沙藤、左转藤、蛤蟆藤、罗网藤、铁线藤、吐丝草、竹园荽。

【功用】 清热解毒，利水通淋。

【释名】 本品以药材的形、色与功用而得"海金沙"之药名。

本品药用的是植物的孢子，该孢子呈粉末状，色黄如金，细小如沙；又因古人常以"海"来喻其大，本品利水通淋之作用很大，故取其名叫"海金沙"。

李时珍在《本草纲目》中为本品释名曰："其色黄如细沙也。谓之'海'者，神异之也。本品质细色黄，故得此名。俗名竹园荽者，象叶形也。"

歌曰：海金沙寒，淋病宜用；湿热可除，又善止痛。

海蛤壳

【来源】 本品为帘蛤科动物青蛤等几种海蛤的干燥贝壳。

【别名】 文蛤、蛤蜊、海蛤、蛤壳。

【功用】 清肺，化痰，软坚，利水，制酸，敛疮。

【释名】 本品是海蛤的外壳，故名叫"海蛤壳"。

李时珍在《本草纲目》中为本品释名曰："海蛤者，海中诸蛤烂壳之总称，不专指一蛤也。"

歌曰：海蛤壳咸，软坚散结；清肺化痰，利尿止血。

海浮石

【来源】 本品为火成岩类岩石浮石的块状物或胞孔科动物脊突苔虫、瘤苔虫的骨骼。

【功用】 清肺火，化老痰，软坚，通淋。

【释名】 古本草书籍所记载的海浮石，在当前已分为了"浮海石"和"浮石"两种药材。"海浮石"之药名在《中华人民共和国药典》中已不再使用；现将其这两种药材的情况分述如下：

浮海石，别名浮石、石花、海石、水泡石、海浮石、浮水石、羊肝石。本品为胞孔科动物脊突苔虫及瘤分胞苔虫的骨骼；具有清肺化痰，软坚散结的功效。因为脊突苔虫的干燥骨骼类似石灰石，体轻，在水中能浮而不沉，故名"浮海石"，又称为"石花"或"海浮石"。

浮石，别名水花、白浮石、海浮石、海石、水泡石、浮水石、大海浮石、轻石、浮岩。本品为火山喷出的岩浆凝固形成的多孔状石块，主要成分为二氧化硅（SiO_2）；有清肺火，化老痰，利水通淋，软坚散结的功效。因本品体轻能漂浮于水面，故名"浮石"。

李时珍在《本草纲目》中为本品释名曰："浮石乃江海间细沙水沫凝聚，日久结成者；状如水沫及钟乳石，有细孔如蛀窠，白色，体虚而轻。今被作家用磨皮垢甚妙。海中者味咸，入药更良。"李时珍在《本草纲目》中又引《交州记》曰："海中有浮石，轻虚可以磨脚，煮水饮之止渴，即此也。"

歌曰：浮石咸寒性，能入肺与肾；化痰又软坚，咳喘咯血应。

海风藤

【来源】 本品为胡椒科植物风藤的干燥藤茎。

【别名】 满坑香、大风藤、岩胡椒、巴岩香、爬岩香、风藤、老藤。

【功用】 祛风湿，通经络，止痹痛。

【释名】 本品以其功效而命名为"海风藤"。"海"言其药力宏大，"风"言其能祛风通络，"藤"指其以藤来入药。

歌曰：海风藤辛，痹证宜用；除湿祛风，通络止痛。

高良姜

【来源】 本品为姜科植物高良姜的干燥根茎。

【别名】 风姜、高凉姜、良姜、蛮姜、小良姜、海良姜。

【功用】 温胃散寒，消食止痛。

【释名】 本品以产地与药材形状而得"高良姜"之名。

李时珍在《本草纲目》中为本品释名曰："此姜始出高良郡，故得此名。"高良郡为古地名，即今天广东省的湛江、茂名一带；本品药材的外形像生姜，故名叫"高良姜"。

李东垣在《珍珠囊指掌补遗药性赋》中曰："良姜止心气痛之攻冲。"

歌曰：良姜性热，下气温中；转筋霍乱，酒食能攻。

浮小麦

【来源】 本品为干瘪而质轻的未成熟小麦颖果，水淘能浮起者。

【别名】 浮水麦、浮麦。

【功用】 敛汗，益气，退虚热。

【释名】 从前，老农在播种小麦之前，常用"水浮法"来优选其小麦的种子，能沉于水底的饱满种子才用于播种，将浮于水面的不饱满种子捞出之后晒干，以供药用，故有"浮小麦"之药名。

李东垣在《珍珠囊指掌补遗药性赋》中曰："小麦有止汗养心之力。"

歌曰：小麦甘凉，除烦养心；浮麦止汗，兼治骨蒸。

浮萍

【来源】 本品为浮萍科植物紫萍的干燥全草。

【别名】 水萍，紫背浮萍。

【功用】 宣散风热，透疹，利尿。

【释名】 本品以其药材的生境而得"浮萍"之名。

许慎在《说文解字》中曰："萍，苹也。水草也。"本品是浮于水面生长的一种水草，故名叫"浮萍"。李时珍在《本草纲目·水萍》篇"发明"项下曰："浮萍，其性轻浮，入肺经，达皮肤，所以能发扬邪汗也。世传宋时东京开河，掘得石碑，梵书大篆一诗，无能晓者。真人林灵素逐字辨译，乃是治中风方，名'去风丹'也。其诗曰：

> 天生灵草无根干，不在山间不在岸。
>
> 始因飞絮逐东风，泛梗青青飘水面。
>
> 神仙一味去沉疴，采时须在七月半。
>
> 选甚瘫风与大风，些小微风都不算。
>
> 豆淋酒化服三丸，铁镤头上也出汗。

其法以紫色浮萍晒干为细末，炼蜜和丸弹子大。每服一粒，以豆淋酒化下。治左瘫右痪，三十六种风，偏正头风，口眼歪斜，大风癫风，一切无名风及脚气，并治打扑伤折及胎孕有伤。服过百粒，即为全人。此方后人易名'紫萍一粒丹'。"

歌曰：浮萍辛寒，发汗利尿；透疹散邪，退肿有效。

莪术

【来源】 本品为姜科植物蓬莪术、广西莪术或温郁金的干燥根茎。

【别名】 温莪术、蓬莪术、山姜黄、芋儿七、臭屎姜。

【功用】 行气破血，消积止痛。

【释名】 本品因嗅之气恶，其药材形状像白术，故取名叫"莪术"。

在古汉语中，"莪（é）"与"恶（é）"因同音而相互为通假字。莪术植物的叶子很漂亮，花朵也很美丽，但其地下根茎的样子却很丑陋，嗅之气恶（注：气恶指其有难闻的气味）。马志在《药性论》中谓其莪术是"一好，一恶。"

中医药用本植物的地下根茎，因其根茎的外形像白术，故取名叫"莪术"；在古代称之为"蓬莪术"。

现今，将产于浙江的本品药材习称为"温莪术"，将产于四川的习称为"川莪术"，将产于广西的习称为"桂莪术"。

李东垣在《珍珠囊指掌补遗药性赋》中曰："疗心痛，破积聚，用蓬莪术。"

歌曰：莪术温苦，善破痃癖；止痛消瘀，通经最宜。

党参

【来源】 本品为桔梗科植物党参、素花党参、川党参的干燥根。

【别名】 上党人参、防风党参、黄参、防党参、上党参、狮头参、中灵草、白条党、纹党、路党参。

【功用】 补气，补血，健脾，生津。

【释名】 本品以药材的原产地及其形状而得"党参"之名。

在古时候，党参药材商品主要产于上党郡（即今天的山西省长治市一带），又因本品药材的形状像人参，故名"党参"。

歌曰：党参甘平，补中益气；止渴生津，邪实者忌。

柴胡

【来源】 本品为伞形科植物柴胡或狭叶柴胡的干燥根，前者习称为"北柴胡"，后者习称为"南柴胡"。

【别名】 茈胡、山菜、茹草、柴草。

【功用】 疏散退热，疏肝解郁，升举阳气。

【释名】 柴胡药名之由来有以下的两种说法：

（1）柴胡之药名是源于本品偶然治愈寒热病的民间故事。

"胡"是我国古代中原人对北方游牧部族的一种泛称。从前在胡人居住的地方生长有大量的柴胡，当地人把它作为柴草用于烧火做饭，故称其为"柴"。有一个名叫郑阿三的人得了"寒热往来"病，在烧水时不小心把烧火的柴草掉进了锅里煮成了汤，没想到喝了此汤后他的病就很快就好了。有个江湖郎中在听说了此事之后，就试着用柴胡来为病人治疗"寒热病"，结果屡试屡验；于是人们就将这种来自于胡地的"柴"称为"柴胡"了。

（2）柴胡之药名是源于我国北方地区的方言。

在我国北方地区方言中，人们通常将植物的根茎由鲜嫩状态转变为木质化状态后就称之为"柴"；例如"这个萝卜变柴了，不能吃了""韭苔已经柴了，咬不动了"等；在甘肃岷县，药农们将抽薹后的当归称为"柴根"，而不再叫作"当归"了。本品药用的是根，柴胡的根木质化非常明显、纤维性特别强，故老药工将此特征也习惯称其为"柴性"。

因本品是最早是发现于胡人之地，其药材的特征是"柴性"非常明显，故取其名叫"柴胡"。

本品在古代的本草书籍中多以"茈胡（zǐhú）"为正名。李时珍在《本草纲目》中为本品释名曰："茈字，有柴、紫二音。茈姜、茈草之茈，皆音紫；茈胡之茈，音柴。茈胡生山中，嫩则可茹，老则采而为柴，故苗有芸蒿、山菜、茹草之名，而根名柴胡也。"

李东垣在《珍珠囊指掌补遗药性赋》中曰："疗肌解表，干葛先而柴胡次之。"

歌曰：柴胡味苦，能泻肝火；寒热往来，疟疾均可。

射干

【来源】 本品为鸢尾科植物射干的干燥根茎。

【别名】 乌扇、扁竹、绞剪草、剪刀草、山蒲扇、野萱花、蝴蝶花。

【功用】 清热解毒，祛痰利咽，消瘀散结。

【释名】 本品以其原植物的形状而得"射干"之名。

苏颂在《图经本草》中为本品释名曰："射干之形，茎梗疏长，正如射人长竿之状，得名由此尔。"苏颂这段话的意思是：射干的茎秆顺直而细长，就像射箭用的箭杆，射干的名称就是由此得来的。

李东垣在《珍珠囊指掌补遗药性赋》中曰："射干疗咽闭而消痈毒。"

歌曰：射干味苦，逐瘀通经；喉痹口臭，痈毒堪凭。

猪苓

【来源】 本品为多孔菌科真菌猪苓的干燥菌核。

【别名】 豕零、猳猪屎、豕橐、司马彪、豨苓、地乌桃、野猪食、猪屎苓、猪茯苓、野猪粪。

【功用】 利水，渗湿。

【释名】 本品依其药材的形状与颜色而得"猪苓"之药名。

陶弘景在《名医别录》中为本品释名曰："其块黑似猪屎，故以名之。"司马彪注《庄子》曰："豕橐一名苓，其根似猪矢是也。"李时珍在《本草纲目》中为本品释名曰："马屎曰通，猪屎曰零（注："零"与"苓"相互为通假字），其块零落而下故也。"

另外，采挖过野生猪苓的一位老药农曾对笔者讲述了如下的一段奇闻逸事：猪非常喜欢吃鲜猪苓，而且能远远地闻见猪苓的气味。以前，他在采挖猪苓时常常收获很少，因为这个东西在地面上没有苗，埋在土里面人看不见。后来，他发现了猪能远远地闻见猪苓气味这个小秘密，于是，他就在挖猪苓时把老母猪也赶上山，只要发现猪在哪里一直拱土，他就把猪赶走，在下面开始挖，于是，当天收获的猪苓颇丰。老药农认为："猪苓"这个东西，天生就是"猪的苓"。

李东垣在《珍珠囊指掌补遗药性赋》中曰："木通、猪苓尤为利水之多。"

歌曰：猪苓味淡，利水通淋；消肿除湿，多服损肾。

淫羊藿

【来源】 本品为小檗科植物淫羊藿、箭叶淫羊藿、巫山淫羊藿、朝鲜淫羊藿或柔毛淫羊藿等的干燥叶。

【别名】 三枝九叶草、仙灵脾、牛角花、三叉风、羊角风、三角莲。

【功用】 补肾阳，强筋骨，祛风湿。

【释名】 本品以其药效及鲜药的形状而得"淫羊藿"之名。

豆叶在古汉语中称之为"藿"（详解请参阅藿香项下）。本品的叶片形似豆叶；有显著的补肾壮阳功效，故取名叫"淫羊藿"。

陶弘景在《名医别录》中为本品释名曰："服之使人好为阴阳。西川北部有淫羊，一日百遍合，盖服此藿所致，故名淫羊藿。"张秉成在《本草便读》中为本品释名曰："羊藿一名仙灵脾，其叶似藿，羊食之则喜淫，故名。"按照该植物的生长特征，古人又将本品称为"三枝九叶草"；本品的原植物在一根主干的上部分生出三根小枝，每根小枝上长有三片叶子，共有九片叶子。

李东垣在《珍珠囊指掌补遗药性赋》中曰："淫羊藿疗风寒之痹，且补阴虚而助阳。"

歌曰：淫羊藿辛，阴起阳兴；坚筋益骨，志强力增。

密蒙花

【来源】 本品为马钱科植物密蒙花的干燥花或花蕾。

【别名】 小锦花、蒙花、黄饭花、疙瘩皮树花、鸡骨头花。

【功用】 祛风，凉血，润肝，明目。

【释名】 李时珍在《本草纲目》中为本品释名曰："其花繁密蒙，茸如簇锦，故名"。

密蒙花味甘，微寒，无毒性，可以食用。中医主要用其来治疗目赤肿痛，翳障、烂眼，多泪羞明等病症。密蒙花还有丰富的食用方式，对人体健康有好处。经常饮用密蒙花茶，有利于清肝泄热，明目退翳；还可以搭配桃仁、枸杞等制作密蒙花明目汤，可以起到保护并改善视力、明目益睛等作用，可改善眼中红赤、多泪、视物不清、怕光等症状。用密蒙花煎汁来染制黄米饭，味道也是非常的不错。

歌曰：密蒙花甘，主能明目；虚翳青盲，服之效速。

旋覆花

【来源】 本品为菊科植物旋覆花或欧亚旋覆花的干燥头状花序。

【别名】 金佛草、金沸草、金福花、六月菊、鼓子花、滴滴金、小黄花子、金钱花、驴儿菜。

【功用】 降气，消痰，行水，止呕。

【释名】 本品是根据原植物开花时的奇特现象而取名叫"旋覆花"。

"旋"字的本义指"转动"。"覆"字的本义指"翻过来"。旋覆花的原植物称为"金佛草"，该植物的花朵在未开放之前花头是向上的，但在花朵开放之后就会马上反转过来，花头朝其下方，故将其称之为"旋覆花"或"旋覆"。寇宗奭在《本草衍义》中为本品释名曰："花缘繁茂，圆而覆下，故曰旋覆。"

在甘肃农村，人们习惯用本品的鲜草捣烂后作为外敷药，此能快速地治疗人或牲畜的刀伤及疔毒，故民间俗称本品的鲜草为"金佛草""金福花"或"滴滴金"，这些俗称都是形容其救急功用，它的药效犹如"金佛之现灵"。

在甘肃民间还流传有关于旋复花的一首药谚："诸花皆升此花沉，行水下气益颜容。"

李东垣在《珍珠囊指掌补遗药性赋》中曰："旋覆花明目治头风，而消痰嗽壅。"

歌曰：诸花皆升，旋覆独降；气喘可平，呕噫皆平。

续断

【来源】 本品为川续断科植物川续断的干燥根。

【别名】 属折、接骨、南草、接骨草、鼓锤草、和尚头、川断、川萝卜根、马蓟、黑老鸦头、小续断、山萝卜。

【功用】 补肝肾，强筋骨，续折伤，止崩漏。

【释名】 本品因具有续筋接骨的功用而得"续断"之药名。

李时珍在《本草纲目》中为本品释名曰："续断、属折、接骨，皆以功用名也。"

李东垣在《珍珠囊指掌补遗药性赋》中曰："续断治崩漏，益筋强脚。"

歌曰：续断味辛，接骨续筋；跌仆折损，且固遗精。

蛇衔草

【来源】 本品为蔷薇科植物蛇含委陵菜的干燥带根全草。

【别名】 蛇衔、威蛇、小龙牙、紫背龙牙、紫背草、蛇含草、五皮风、地五甲、五爪龙、地五加、五爪虎、五叶莓、地五爪。

【功用】 清热解毒，止咳化痰。

【释名】 本品的鲜药捣烂外敷能治疮毒、痈肿及蛇虫咬伤。李时珍在《本草纲目》中为本品释名曰："按刘敬叔《异苑》曰：有田父见一蛇被伤，一蛇衔一草着疮上，经日伤蛇乃去。田父因取草治蛇疮皆验，遂名曰'蛇衔草'也。其叶似龙牙而小，背紫色，故俗名小龙牙，又名紫背龙牙。苏颂《图经》重出紫背龙牙，今并为一。"

本品是因以上民间传说而得"蛇衔草"之药名。

歌曰：伤蛇衔草，自疗外伤；指断能续，人用亦验。

蛇床子

【来源】 本品为伞形科一年生草本植物蛇床的干燥果实。

【别名】 野茴香、野胡萝卜子、蛇米、蛇栗、蛇珠、蛇粟、蛇床仁、蛇床实、气果、双肾子、癞头花子。

【功用】 温肾壮阳，燥湿，祛风，杀虫。

【释名】 本品是以民间的俗称而为其药名。

本品的原植物在民间俗称为"野胡萝卜"或"野茴香"。其野生品多喜生于灌木丛中或林下，茎多数，自根头部生出，高可达60cm，枝细、叶繁又密集，其植株之下由于长期见不到阳光，形成了阴凉又潮湿的一个小环境。蛇是变温的冷血动物，又有夜行的习性。蛇类对于环境温度非常敏感，怕冷又怕热。在夏、秋季天热的时候，蛇白天最喜欢躲在该植物下面休息，乡野村夫们经常能在这种草的下面发现有蛇类盘踞，他们弄不明白其中的道理，便认为这种草是"蛇类的床"，于是就将这种草俗称为"蛇床"，所以它的种子也就叫作"蛇床子"了。

李时珍在《本草纲目》中为本品释名曰："蛇卧于下，故有'蛇床'……诸名。"本品辛、苦，温；有小毒；有良好的燥湿杀虫、祛风止痒作用。

李东垣在《珍珠囊指掌补遗药性赋》中曰："虺床蛇床同一种，治风湿痒及阴疮。"

歌曰：蛇床辛苦，下气温中；恶疮疥癞，逐瘀祛风。

麻黄根

【来源】 本品为麻黄科植物草麻黄或中麻黄的干燥根及根茎。

【别名】 龙沙根、卑相根、狗骨根、色道麻根、结力根、麻黄草根、草麻黄根、中麻黄根、木贼麻黄根、山麻黄根、川麻黄根、田麻黄根、华麻黄根、木麻黄根、西麻黄根、朱芯麻根。

【功用】 固表止汗。

【释名】 本品因只药用其麻黄的根及根茎，故名叫"麻黄根"。

歌曰：麻黄根甘，固表收敛；自汗盗汗，表邪不啖。

麻黄

【来源】 本品为麻黄科植物草麻黄、中麻黄或木贼麻黄的干燥草质茎。

【别名】 龙沙、卑相、狗骨、色道麻等。

【功用】 发汗散寒，宣肺平喘，利水消肿。

【释名】 本品以药材的性状而得其名。本品的味道"麻"（注：麻味归属于辛味），颜色黄，故名叫"麻黄"。

本品有发汗、平喘、利水的功用。

李东垣在《珍珠囊指掌补遗药性赋》中曰："麻黄表汗以疗咳逆。"

歌曰：麻黄味辛，解表出汗；身热头痛，风寒发散。

鹿衔草

【来源】 本品为鹿蹄草科植物鹿蹄草或圆叶鹿蹄草的干燥全草。

【别名】 鹿蹄草、鹿含草、鹿安茶、鹿寿草、冬绿、破血丹、紫背金牛草。

【功用】 祛风湿，强筋骨，止血。

【释名】 本品因一个美丽的民间传说而得"鹿衔草"之药名。

蒲松龄编著的《聊斋志异》中有《鹿衔草》篇，其文云："关外山中多鹿。土人戴鹿首伏草中，卷叶作声，鹿即群至。然牡少而牝多。牡交群牝，千百必遍，既遍遂死。众牝嗅之，知其死，分走谷中，衔异草置吻旁以之，顷刻复苏。急鸣金施铳，群鹿惊走。因取其草，可以回生。"

上文中的"牡"指其雄性动物，"牝"指其雌性动物。"鸣金施铳"指敲锣和放炮。

歌曰：鹿衔草平，强筋益肾；风湿痹痛，肺痨咳血。

鹿茸

【来源】　本品为鹿科动物梅花鹿或马鹿的雄鹿未骨化密生茸毛的幼角；前者习称"花鹿茸"，后者习称"马鹿茸"。

【别名】　斑龙珠、黄毛鸾、马鹿茸、花鹿茸。

【功用】　壮肾阳，益精血，强筋骨，调冲任。

【释名】　本品以其药材来源与性状而得"鹿茸"之名。

本品药用的是鹿的幼角，鹿的幼角表面生有细密的茸毛，角老毛褪而骨质化，就不可以再作为鹿茸来药用了，故将其鹿的幼角称其为"鹿茸"。

"茸"是一个会意字，从"艹"从"耳"。"艹"指其"类草"，"耳"指耳朵，"艹"与"耳"联合起来就表示"耳朵有草"。许慎在《说文解字》中曰："茸，艹茸茸皃。从艹，聪省声。……《广韵》；'艹生儿。'盖草初生之状谓之茸。"

鹿茸入药必须先去净茸毛，然后再切薄片或者研成细粉使用。李时珍在《本草纲目》中指出：鹿茸善于补肾壮阳，生精益血，补髓健骨，但需配合海萃（如龟板、鳖甲之类）与人参，才能起到更好的补益效果。

李东垣在《珍珠囊指掌补遗药性赋》中曰："鹿茸壮阳以助肾。"

歌曰：鹿茸甘温，益气补阳；泄精尿血，崩带堪尝。

羚羊角

【来源】　本品为牛科动物赛加羚羊的角。

【别名】　羚角。本品古称"灵羊角"。

【功用】　平肝息风，清肝明目，散血解毒。

【释名】　本品以其药材的来源取名叫"羚羊角"。

李时珍在《本草纲目》中为本品释名曰："……独栖悬角木上以远害，可谓灵（按：原文写作"靈"）也，故字从'鹿'从'靈'省文，后人作'羚'。"本品药用其羚羊的角，故名"羚羊角"。

羚羊角无臭，味淡，口尝之有鸡蛋黄味。锉末用或镑薄片用。

李东垣在《珍珠囊指掌补遗药性赋》篇首曰："诸药赋性，此类最寒。犀角解乎心热，羚羊清乎肺肝。"

该药目前已禁用。

歌曰：羚羊角寒，明目清肝；祛惊解毒，神志能安。

菊花（附：野菊花）

【来源】 本品为菊科植物菊的干燥头状花序。

【别名】 寿客、金英、黄华、秋菊、杭菊、怀菊、滁菊。

【功用】 散风清热，平肝明目，清热解毒。

【释名】 菊花的药材商品按其产地和加工方法之不同，分为亳菊、滁菊、贡菊、杭菊和怀菊。

"菊"为形声字，"艹"是形符，表示是其草类；"匊"作为声符兼表意，在甲骨文中"匊"画为菊花之形状，为象形字。"菊"的本义就是指菊类植物。该类植物是中国人作为观赏花卉和药食两用品最早进行栽培驯化的物种之一，因药用其花朵，故名叫"菊花"。

本品现按其栽培品系分为"亳菊""滁菊""杭菊""怀菊"与"贡菊"等。

附：野菊花

后人为了方便区别"菊"的家种品与野生品，将菊的野生品称"野菊花"，将其家种品直呼"菊花"。如果就其药性而言，菊的野生品长于清热解毒；菊的家种品则长于清散风热，平肝明目。

李东垣在《珍珠囊指掌补遗药性赋》中曰："菊花能明目而清头风。"

歌曰：菊花味甘，除热祛风；头晕目赤，收泪殊功。

黄连

【来源】 本品为毛茛科植物黄连、三角叶黄连或云连的干燥根茎。

【别名】 王连、支连、宣黄连、味连、川连、鸡爪连。

【功用】 清热燥湿，泻火解毒。

【释名】 本品以其药材的性状而得"黄连"之名。

本品药材颜色为黄色，其根茎呈连珠状生长，所以取名叫"黄连"。

李时珍在《本草纲目》中为本品释名曰："其根连珠而色黄，故名。"

本品的药材商品分为味连、雅连和云连三个类别，味连为商品的主流。味连药材因其根茎多分枝，常 3~6 支成束，呈稍弯曲状，形如鹰爪或鸡爪，故又有"鹰爪连"和"鸡爪连"之别名。

黄连历来属于名贵药材，它不但善于清泻心经之火，还是一味治疗痢疾的特效药。

李东垣在《珍珠囊指掌补遗药性赋》中曰："宣黄连治冷热之痢，又厚肠胃而止泻。"

歌曰：黄连味苦，泻心除痞；清热明眸，厚肠止痢。

黄芩

【来源】 本品为唇形科植物黄芩的干燥根。

【别名】 腐肠、空肠、内虚、经芩、黄文、子芩、条芩、枯芩、尾芩、鼠尾芩。

【功用】 清热燥湿，泻火解毒，止血，安胎。

【释名】 本品因药材的颜色如同黄金一般，故得"黄莶"之药名。

本品在《神农本草经》中的药名为"黄莶"。"莶"是个形声字，从"艹"，"金"声，可读作"qīn"或"jīn"，声亦兼表意，表示其本品为草类中的黄金，言其色黄以及药材的金贵。

现代，我们使用了简化字，将"黄莶"写成了"黄芩"。黄芩的"芩"在许慎的《说文解字》中亦写作"莶（jīn）"。李时珍在《本草纲目》中为本品释名曰："莶，谓其色黄也。或曰莶者黔也，黔乃黄黑之色也。"

从前，老中医按传统习惯将黄芩的药材分等药用，其中细小而心实者名叫"子芩"，子芩长于调经安胎。黄芩药材中的中空枯朽者名叫"枯芩"，枯芩长于清泻肺火。黄芩药材如果根条坚实并顺直者名叫"条芩"，条芩长于清热燥湿，善治痢疾。

李东垣在《珍珠囊指掌补遗药性赋》中曰："黄芩治诸热，兼主五淋。"

歌曰：黄芩苦寒，枯泻肺火；子清大肠，湿热皆可。

黄柏

【来源】 本品为芸香科植物黄皮树或者黄檗的干燥树皮，前者习称为"川黄柏"，后者习称为"关黄柏"。

【别名】 黄檗、元柏、檗木、檗皮。

【功用】 清热燥湿，泻火解毒，除骨蒸。

【释名】 本品以其药材的颜色而得"黄柏"之药名。

本品在《神农本草经》中称为"檗木"。陶弘景在《名医别录》中将本品称之为"黄檗"。李时珍在《本草纲目》中又将本品称之为"黄波椤树、黄伯栗、檗皮。"许慎在《说文解字》中曰："檗，黄木也。"

笔者通过文献考证后认为：本品的正名应写为"黄檗"，今写为"黄柏"纯系后人的省写所致。本品的药材来源为芸香科植物黄檗或川黄檗的树皮，前者习称"关黄柏"，后者习称"川黄柏"，老中医统称其为"黄柏"；其入药部位是除去粗栓皮的树皮，因其树皮色黄而又易于剥离，所以在《神农本草经》中称其为"檗木"。陶弘景在《名医别录》中称其为"黄檗"。"黄"是言其色；"檗"者"擘"也，"擘"者"掰"也，"掰"者"剥"也，以声训义，黄檗与川黄檗的树皮均易于剥离，故以"檗木"与"黄檗"名之。"木"者，树也，"檗木"即易于剥离树皮的树。今人将黄檗之"檗"误写为"柏"，已失去了本义。李时珍在《本草纲目》中曰："俗作'黄柏'者，省写之谬也。""柏"乃松柏之"柏"，松柏常青，其寿至长，为百树之长，故字从"公"从"白"。"公"者"公公"也，"公公"者长辈也。"白"者"伯"也，"伯伯"亦是对长者的一种尊称。王安石在《字说》中曰："松柏为百木之长。松犹公也，柏犹伯也。故'松'从'公'，'柏'从'白'。"是以声训义也。

古代医籍中所记载的黄柏在当前分为了"川黄柏"和"关黄柏"两种药材商品。川黄柏主产于四川、贵州等地；"关黄柏"主产于辽宁、吉林、河北等地。

李东垣在《珍珠囊指掌补遗药性赋》中曰："是以黄柏疮用，兜铃嗽医。"

歌曰：黄柏苦寒，降火滋阴；骨蒸湿热，下血堪任。

黄芪

【来源】 本品为豆科植物黄芪（膜荚黄芪）或蒙古黄芪的干燥根。

【别名】 棉芪、绵芪、黄耆、独椹、蜀脂、百本、百药棉、黄参、血参、人衔。

【功用】 益气固表，敛汗固脱，托疮生肌，利水消肿。

【释名】 本品以药材的颜色与功效而取名叫"黄耆"。

李时珍在《本草纲目》中为本品释名曰："耆，长也。黄耆色黄，为补药之长，故名。""耆"者，老也！《礼记·曲礼》（上）云："六十曰'耆'。"中国古人限于生产力水平与生活条件，高寿者罕见，六十岁以上则认为就是老人。杜甫在诗中曰："人生七十古来稀"。黄耆为补药之长，有补气固表之大功，常服可使人活至老龄，故取"耆"字作为其药名。今人俗将黄耆之"耆"误写为"芪"，纯属近音借代之误也。

黄芪的"芪"字在繁体字中写为"耆"，从"老"从"曰（yuē）"，是个表意字，表示人老了才能称为"耆"。那么，人活到什么年龄就算老了呢？古时候，我国用天干和地支相互配合作为纪年的符号，六十年为一个周期轮回，习称"花甲"，亦称为一个甲子。古代的文人对男子的年龄常用其雅称来分别表示，3岁之前称为"孩提"；8岁之前称为"童龀"；13岁左右称之为"舞勺之年"；15岁前后称之为"束发"或"志学"；15~20岁称之为"舞象之年"；20岁就称之为"弱冠"或"及冠"；30岁时称为"而立"或"始室"；40岁时就称为"不惑之年"；50岁时称为"知命之年"与"艾服之年"或简称为"艾"；60岁时称之为"耆"，也称为"花甲之年"或"耳顺之年"；70岁时称之为"古稀之年"或"古稀"；80岁曰"耄（mào）"；90岁曰"耋（dié）"；100岁称为"期颐"或"人瑞"。因其历史条件所限，古时候的平民百姓平均寿命较短，人如果能活过60岁、经过一个花甲子，就认为是老人了；人如果活到60岁以后去世就不算作短寿，所以在民间就谓之"喜丧"。黄耆的药材颜色为黄色，如果经常服用它，人的抗病能力就会增强，即就是古时候的人也可以活到60岁以上。因人活60岁称为"耆"，所以就将此药取名为"黄耆"。

在中国"黄芪之乡"的陇西县，农民至今仍将黄芪俗称其为"长命草"。当地还流传有民谚云："常喝黄芪汤，防病保健康。"现今我们使用了简化字，将"黄耆"简写成了"黄芪"，所以单从其字形上就看不出药名所表达的本义了。

李东垣在《珍珠囊指掌补遗药性赋》中曰："补虚弱，排疮脓，莫若黄芪。"

歌曰：黄芪性温，收汗固表；托疮生肌，气虚莫少。

黄精

【来源】 本品为百合科植物滇黄精、黄精或多花黄精的干燥根茎。

【别名】 鸡头黄精、爪子参、老虎姜、鸡爪参、龙衔、兔竹、垂珠、鸡格、菟竹、鹿竹、救穷。

【功用】 补气养阴，健脾，润肺，益肾。

【释名】 本品按原药材的形状不同，其药材商品分别称为"大黄精""鸡头黄精"和"姜形黄精"。本品以药材的颜色及其神奇的功效而得"黄精"之药名。

据古代医籍记载，昔人以为本品得坤土之气、获天地之精，常服它有轻身延年的神奇功效，故将其取名叫"黄精"。

李时珍在《本草纲目》中为本品释名曰："黄精为服食要药，故《别录》列于草部之首……，仙家以为芝草之类，以其得坤土之精粹，故谓之黄精。"徐铉在《稽神录》中记载："临川有士人唐遇，虐待婢女。该女不愿为妾，逃入山中，饥饿难忍，拔一草根，食之较甘美，久食不饥。一夜，宿树下，听见风声，疑有虎来，急腾而上树梢。从此夜宿树上，日行山中，常食此草，亦无所苦。后，其家人采樵所见，近之则腾身上树。归告主人，或曰：婢岂有仙骨，必食异草，可备肉食。婢忽见肉，大吃一顿，家人伏草齐出，婢欲腾而不灵，遂被捉。问其如何充饥，指出其中一种草，拔数茎而归。识者辨之，乃黄精也。"

歌曰：黄精味甘，能安脏腑；五劳七伤，此药大补。

淡竹叶（附：苦竹叶）

【来源】 本品为禾本科植物淡竹叶的干燥茎叶。

【别名】 竹叶、碎骨子、山鸡米、金鸡米、迷身草、竹叶卷心。

【功用】 清热泻火，除烦止渴，利尿通淋。

【释名】 本品因药用其淡竹的叶片而得"淡竹叶"之药名；而名"淡竹"者，指其本草淡而无味，以有别于苦竹叶。

李东垣在《珍珠囊指掌补遗药性赋》中曰："疗伤寒，解虚烦，淡竹叶之功倍。"

歌曰：竹叶味甘，退热安眠；化痰定喘，止渴消烦。

附：苦竹叶

青竹、箭竹等竹子的叶子味苦，亦供药用，中医称其为"苦竹叶"。

淡竹叶善于清热除烦而利尿；苦竹叶善于清心火而明目。

淡豆豉

【来源】 本品为豆科植物大豆成熟种子的发酵加工品。

【别名】 香豉、淡豉、豆豉、杜豆豉。

【功用】 解表，除烦，宣发郁热。

【释名】 淡豆豉名称中的"淡"字是指其味道淡。"豆"字是指黑豆而言。"豉"是一个古汉字，属于形声字，"豆"为其形符，表示其来源为豆子；"支"是声符又兼表意，"支"有分散之义，表示其用豆豉作调料时其味道会分散在烹煮的食物中；故"豉"的本义就是指其"豆豉"而言。

豆豉是用黄豆或黑豆泡透后蒸熟或煮熟，经过发酵而制成的一种食品，可以用来调味，也可以入药。豆豉按其口味可分为咸豆豉、淡豆豉、干豆豉和水豆豉四类；其中的淡豆豉不添加食盐，属于干豆豉的一种。中国古人发明的豆豉至今仍然为亚洲人所传承而继续食用，如中国的"豆瓣酱"和日本的"纳豆"等。淡豆豉入药是中医最早将微生物制品用于医疗的典型例证。淡豆豉有很好的解表、除烦的功效，中医在临床上常用于发热头痛、虚烦不眠等症的治疗。

李东垣在《珍珠囊指掌补遗药性赋》中曰："淡豆豉发伤寒之表。"

歌曰：淡豆豉寒，能除懊恼；伤寒头痛，兼理瘴气。

常山

【来源】 本品为虎耳草科植物常山的干燥根。

【别名】 黄常山、鸡骨常山、鸡骨风、风骨木、白常山、大金刀、蜀漆。

【功用】 截疟，劫痰。

【释名】 本品以其产地的地名而直接作为了药名。

本品原产于常山（常山县位于浙江省西部）。本品在《神农本草经》中的药名叫"互草"；在《吴普本草》中改称为"恒山"；后因汉文帝、唐穆宗和宋真宗的姓名中皆有个"恒"字，所以古代医家为了避讳而易其本名，依其药材的产地直呼其为"常山"。

本品的嫩叶称为"蜀漆"，在古时候已供药用。张山雷在《本草正义》中为本品释名曰："恒山、蜀漆，本是一物，气味皆辛苦而寒，泄热破结……"

李东垣在《珍珠囊指掌补遗药性赋》中曰："常山理痰结而治温疟。"

歌曰：常山苦寒，截疟除痰；解伤寒热，水胀能宽。

萆薢

【来源】 本品为薯蓣科植物粉背薯蓣的干燥根茎。

【别名】 粉萆薢、黄萆薢、黄山姜、黄薯。

【功用】 祛风湿，利湿浊。

【释名】 本品以其功用而得"萆薢"之药名。

周岩在《本草思辨录》中为本品释名曰："力能外拓而性复下趋，故驱寒湿而解之于至卑，此所以谓萆薢也。"周岩的这段话所表达的意思是：本品能将寒湿之邪从小便排出去。萆薢药名的本意是指"以卑下的方式来解除其病因"。萆薢者，"卑解"也！

现今的萆薢药材分成了粉萆薢和绵萆薢两种。粉萆薢的别名有：白菝葜、金刚、硬饭团、山田薯、土薯蓣、黄萆薢、黄山姜、黄薯等；其药材为薯蓣科植物粉背薯蓣、叉蕊薯蓣、山萆薢或纤细薯蓣等的干燥块茎。绵萆薢的别名有山薯、狗粪棵、大萆薢等；其药材为薯蓣科植物绵萆薢或福州薯蓣的干燥根茎。

粉萆薢有利湿去浊，祛风通痹的功效。

绵萆薢有祛风湿，利湿浊，消肿毒的功效。

二者的功效类似，但二者之间仍然稍有差异。

歌曰：萆薢甘苦，风寒湿痹；腰背冷痛，填精益气。

菟丝子

【来源】 本品为旋花科植物菟丝子的干燥成熟种子。

【别名】 吐丝子、兔丝子、菟丝实、豆寄生、无根草、黄丝、黄丝藤、无娘藤、金黄丝子。

【功用】 滋补肝肾，固精缩尿，安胎，明目，止泻。

【释名】 菟丝子的药名由讹传而来。本品水煮之后能吐出丝来，它是一种能吐出丝的特殊种子，所以在古时候人们俗称其为"吐丝子"。由于后人的以讹传讹，到今天就写成了"菟丝子"。

"吐丝子"之俗称是源于古人传下来的一种鉴别本品真假的方法，该方法叫水试法，其具体操作过程为：取少量菟丝子用沸水浸泡后，表面会有黏性；如果再加水加热，煮至种皮破裂就会露出黄白色卷旋状的胚，其状犹如春蚕的吐丝，据此方法即可辨别其本品的真伪；如不见其"吐丝"，就说明是伪品，因此古人将该种子俗称为"吐丝子"。本品在《神农本草经》中就误写为"兔丝子"，后世的人们又在"兔"字的头上再加上"艹"而成"菟"，使其义变得不伦不类。兔子的头上岂能生草？此纯属不明其药名的本意，因讹传而乱造字之故。

笔者强烈建议为本品的药名正本清源，在新修订的《中华人民共和国药典》中将本品的药名恢复为"吐丝子"。"吐丝子"者，一种会吐丝的种子也！

本品在生用时处方名写"菟丝子"，用盐水拌炒后的处方药名要写为"盐菟丝子"。

李东垣在《珍珠囊指掌补遗药性赋》中曰："菟丝子补肾以明目。"

歌曰：菟丝甘平，梦遗滑精；腰痛膝冷，填髓壮筋。

棕榈

【来源】 本品为棕榈科植物棕榈的干燥叶柄。

【别名】 棕衣树、棕树、棕骨。

【功用】 收敛止血。

【释名】 本品以其树名作为了药名。

"棕"为棕榈的省称。"棕"本作"椶（zōng）"。棕，从"木"从"宗"，指棕毛的颜色，即棕褐色。木者树也，能制作棕毛的树指其"棕榈"。棕榈是常绿乔木，茎直立不分枝，叶大，木材可制器具，俗称"棕树"。段玉裁在《说文解字注》中曰："'棕'，从木宗声。栟榈也。可作萆。萆，雨衣，一名蓑衣。按可作萆之文、不系于栟下而系棕下者，此树有叶无枝，其皮曰'棕'，可为蓑，故不系栟下也。'棕'本皮名，因以为树名。""榈"从"木"从"闾"。古代的秦国规定：二十五家为一闾，"闾"字的引申义指聚居处。"榈"指其该树有呈群落式繁衍生长的特性。"棕"与"榈"联用时则表示"成群生长能制成棕毛的树"。本品以其树名作为了药名。本品药用其干燥的叶柄，有收涩止血的功用。

歌曰：棕榈炭苦，禁泄涩痢；带下崩中，肠风堪治。

紫珠叶

【来源】 本品为马鞭草科植物大叶紫珠的干燥叶。

【别名】 大风叶、白狗肠、大叶紫珠、紫珠草。

【功用】 止血，散瘀，消肿。

【释名】 本品以其药用的部位而得"紫珠叶"之药名。

陈藏器在《本草拾遗》中为本品释名曰："至秋子熟，正紫，圆如小珠，名'紫珠'。"本品因药用其马鞭草科植物大叶紫珠的叶片，故名"紫珠叶"。

歌曰：紫珠苦涩，走肝肺经；凉血止血，解毒消肿。

紫菀

【来源】 本品为菊科植物紫菀的干燥根及根茎。

【别名】 紫苑、小辫儿、夹板菜、驴耳朵菜、软紫菀。

【功用】 润肺下气，消痰止咳。

【释名】 本品根据其药材的颜色和质地而取名叫"紫菀"。

"紫"言其色，指紫色。"菀"为形声字，从"艹"，"夗（yuàn）"声；声亦兼表意（注："夗"和"宛"音的字皆表示委曲之意），其意指根条柔软弯曲。李时珍在《本草纲目》中为本品释名曰："其根色紫而柔宛，故名。"

本品有很好的化痰止咳作用。民谚云："紫菀贝母款冬花，治疗咳嗽一把抓"。

李东垣在《珍珠囊指掌补遗药性赋》中曰："紫菀治嗽；防风祛风。"

歌曰：紫菀苦辛，痰喘咳逆；肺痈吐脓，寒热并济。

紫苏叶（附：紫苏子、紫苏梗）

【来源】 本品为唇形科植物紫苏的干燥叶。

【别名】 白苏、荏子、香苏、野苏、苏麻、唐紫苏、大紫苏。本品的古名叫"荏"，又名"苏"。

【功用】 解表散寒，行气和胃。

【释名】 本品以原植物的性状特征并结合其功效而命名为"紫苏"。

紫苏的"苏"字在繁体字中写作"蘇"，现今简化字的"苏"已看不出它的本义了。关于"蘇"的辞源，学术界有以下两种观点：

其一，《小尔雅·广名》曰："死而复生谓之稣。""稣"是"蘇"的本字。"木"既是声符也是形符，表示其树枝。金文字形在鱼鳃位置加"木"，表示其用树枝穿鳃来提鱼。中国古人发现，用树枝穿鳃来提鱼，短时间内虽会使鱼失去了水并伤及鱼鳃，但并不会置鱼于死地，只要在较短时间内给予必要的水环境，鱼就可以"复活"过来。当"稣"字"复活"的本义消失后，金文调整左右结构加"艹"另造"蘇"字代替，表示其用稻草穿鳃来提鱼，篆文将金文字形中"蘇"字的"木"写成了"禾"。

其二，篆文和繁体"蘇"字由"艹"和"稣"构成。"稣"表示假死后又活过来，加上草头后的"蘇"字就表示其能使假死之人复苏的"草"，也就是指其能解鱼蟹之毒的草本植物紫苏。

紫苏能解鱼虾之毒，可以使中毒之人复苏；又因其该植物的叶片背面是紫色的，故名"紫苏"。

附：紫苏子、紫苏梗

紫苏这种药用植物按其药用的部位有所不同，可分为紫苏叶、紫苏梗和紫苏子三种不同的中药材。

花叶主升散，茎秆主通利，子实主沉降。紫苏叶长于解表散寒，行气和胃；紫苏梗长于行气，宽中安胎；紫苏子长于降气，消痰平喘。

李东垣在《珍珠囊指掌补遗药性赋》中曰："下气散寒于紫苏。"又曰："紫苏子兮下气涎。"

歌曰：苏子味辛，祛痰降气；止咳定喘，更润心肺。

紫花地丁

【来源】 本品为堇菜科植物紫花地丁的干燥全草。

【别名】 野堇菜、光瓣堇菜、光萼堇菜。

【功用】 清热解毒，凉血消肿。

【释名】 本品依其原植物的性状特征而命名，因其原植物开的花为紫色，其根如钉，故取名叫"紫花地丁"，简称"地丁"。

以"地丁"为药名的中药材品种较复杂，当前的药材商品分为以下三类：

（1）来源为堇菜科植物紫花地丁的干燥全草，通用名称叫"紫花地丁"。

（2）来源为豆科植物米口袋地上部分的干燥全草，通用名称叫"甜地丁"。

（3）来源为罂粟科植物苦地丁的干燥全草，通用名称叫"苦地丁"。

另外，在古代本草文献中，蒲公英还曾有"黄花地丁"之别称。

以"地丁"为名的中药虽在来源上有所不同，但其功用大致类同。

歌曰：紫花地丁，性寒解毒；痈肿疗疮，外敷内服。

紫河车

【来源】 本品为健康人的干燥胎盘。

【别名】 人胎盘、人胞衣、人胞、胎衣，胎盘、衣胞、胎衣。

【功用】 补肾益精，益气养血。

【释名】 本品是以中国神话及其民俗而将人的胎盘雅称之为"紫河车"。

紫河车既非草木所成，也非金石所成，世上也没有什么"紫河"的存在，那何来此药名呢？李时珍在《本草纲目·人部 第五十二卷》中为本品释名曰："《丹书》曰：天地之先，阴阳之祖，乾坤之橐籥，铅汞之匡廓，胚胎将兆，九九数足，则乘而载之，故谓之河车。其色有红、有绿、有紫，以紫者为良。"李时珍这段话的大意是说：天地之先，阴阳之祖，乾坤之始，胚胎将兆，九九数足，胎儿则乘而载之；其灵魂或来自于西天佛国、蓬莱仙山；或来自于万里之遥的异域山河，即刻要降临人间，无舟车之便不能成其行，故称之为"河车"。从母体娩出时为红色，稍放置即转为紫色，因此，就雅称其胎盘为"紫河车"。

在我国民间，按照传统习俗，大人们都很重视对小孩子胎盘的保存。旧时的中原地区，按其习俗要将小孩的胎衣埋在屋内的炕眼或墙角、或院内的避人之处。还有人把男孩、女孩的胎衣分开来埋，男孩的要埋在门里边，寓意其男孩是"顶门人"；女孩的则要埋在果树之下，寓意其"花繁子多"。黑龙江一带还有人为使子女能得到高官厚禄，将其胎盘埋在山坡或高岗上，寓意其"站得高，看得远"；或者将胎盘埋在大门口，寓意其"眼观六路，耳听八方"；也有希望其子女能光宗耀祖、顶立门户的，就把胎盘埋在房屋的门坎下边，取意"顶门杠"。老人们认为胎盘关系到孩子的前途和命运，当然，这些都是旧观念，但却是传统民俗的反映。

紫河车的药效好坏在很大程度上取决于其加工炮制方法是否得当。在当前，许多人并不懂得正确的加工炮制方法，故在此介绍其遵古炮制方法如下。

李时珍在《本草纲目》的紫河车篇中专门强调其加工方法，其文曰："……

取得，以清米泔摆净，竹器盛，于长流水中洗净筋膜，再以乳香酒洗过，篾笼盛之，烘干研末。亦有瓦焙研者，酒煮捣烂者，甑蒸捣晒者，以蒸者为佳。董炳曰：今人皆酒煮火焙及去筋膜，大误矣。火焙水煮，其子多不育，唯蒸捣和药最良。筋膜乃初结真气，不可剔去也。"

李东垣在《珍珠囊指掌补遗药性赋》中曰："紫河车补血。"

歌曰：紫河车甘，疗诸虚损；劳瘵骨蒸，滋培根本。

紫草

【来源】 本品为紫草科植物紫草、内蒙古紫草或新疆紫草的干燥根。

【别名】 茈草、紫丹、地血、紫草茸、鸦衔草、紫草根、山紫草、红石根、硬紫草、软紫草。

【功用】 清热凉血，活血解毒，透疹消斑。

【释名】 本品以其药材的颜色而得"紫草"之名。

李时珍在《本草纲目》中为本品释名曰："……花紫根紫，可以染紫，故名。"

本品善凉血活血、解毒消瘀。将紫草 10g 置于 100g 香油中炸枯，即可制成紫草油，用于治疗水火烫伤很有效，病愈后还不留疤痕。

歌曰：紫草咸寒，能通九窍；利水消膨，痘疹最要。

雄黄

【来源】 本品为硫化物类矿物雄黄族雄黄，主含二硫化二砷（As_2S_2）。

【别名】 黄食石、熏黄、黄金石、石黄、天阳石、黄石、鸡冠石。

【功用】 解毒杀虫，燥湿祛痰，截疟。

【释名】 本品以其药性及药材颜色而得"雄黄"之药名。

"雄"言其性，指其本品大热、属阳。"黄"言其色，指其黄色。因本品的药性大热，其药材为黄色，故称其为"雄黄"。吴普在《吴普本草》中为本品释名曰："雄黄生山之阳，是丹之雄，所以名雄黄也。"

本品有大毒，内服宜慎，不可久用或超剂量服用；孕妇禁用。本品多作外用，用于治疗疥癣、风邪及蛇虫咬伤等病症。本品在内服时宜研细冲服或入丸、散后服用，切勿用水煎煮。本品在炮制加工时也要避免其受热，因为中医经验认为"雄黄见火毒如砒"。

雄黄的主要成分为二硫化二砷（As_2S_2），如果受热，其中的硫元素就会与空气中的氧气结合生成二氧化硫（SO_2）气体挥发掉；而其中的砷元素又会与空气中的氧气结合生成三氧化二砷（As_2O_3），三氧化二砷就是剧毒药"砒霜"的主要成分。

歌曰：雄黄苦辛，辟邪解毒；更治蛇虺，喉风息肉。

硫黄

【来源】 本品为自然元素类矿物硫族自然硫，采挖后，加热熔化，除去杂质；或用含硫矿物经加工制得的结晶体。

【别名】 石硫黄、石流黄、流黄、石留黄、昆仑黄、黄牙、黄英、烦硫、石亭脂、九灵黄童、山石住、黄硇砂、白硫黄、天生黄、硫黄花、硫黄粉。

【功用】 外用：解毒，杀虫，疗疮。内服：补火，助阳，通便。

【释名】 本品以其颜色及加热后易流动的特性而得"硫黄"之名。

"硫"言其本品有能流动的特性。"黄"言其本品的颜色是黄色。"硫"与"黄"均为形声字，"石"为形符，表示其是矿石类。"硫"又通"流"。"硫"从石，流声，声亦兼表意，表示其流动。硫黄在燃烧时会形成液体而流动。"黄"表示其颜色。

本品为自然元素类矿物硫族自然硫，易燃烧，是制造黑火药的主要原料。本品矿石在采挖之后，经加热熔化，除去杂质后药用；或用含硫矿物经加工而制得纯品。

本品酸，温，有毒。本品外用可以解毒、杀虫、疗疮；内服可以补火、助阳、通便。外用治疗癣，秃疮，阴疽恶疮；内服可治疗阳痿足冷，虚喘冷哮，虚寒便秘等病症。中药《十九畏》歌括中有"硫黄原是火中精，朴硝一见便相争"之名言。本品孕妇慎用。本品不宜与芒硝、玄明粉同用。

李东垣在《珍珠囊指掌补遗药性赋》中曰："石硫黄暖胃驱虫。"

歌曰：硫黄性热，扫除疥疮；壮阳逐冷，寒邪敢当。

葶苈子

【来源】 本品为十字花科植物独行菜或播娘蒿的干燥成熟种子；前者习称

"北葶苈子"，后者习称"南葶苈子"。

【别名】 丁苈、丁力、帝力、丁力子、丁药、葶苈、北葶苈、南葶苈、甜葶苈、苦葶苈、炒葶苈、狗芥、蕈蒿、大适、大室。

【功用】 泻肺平喘，行水消肿。

【释名】 本品因其药效而得"葶苈子"之药名。"葶"言其停止；"苈"言其渗出的液体；"子"言其本品是植物的种子。

"葶"为形声字，从"艹"，"亭（tíng）"声，声又兼表意。"亭"从"高"从"丁"，停也；道路所舍，人停集也。"苈"为形声字，从"艹"，"沥（lì）"声，声又兼表意。"沥"的本义是"液体一滴一滴地落下。"例如成语"呕心沥血"中的"沥"即用其本义。"葶苈子"这个药名所表达的意思是"能停止渗出痰液的种子"。

本品善于治疗痰涎壅肺，喘咳痰多，胸胁胀满不得平卧，胸腹水肿等病症。

据笔者考证，张仲景在《伤寒论》中所言的葶苈子是北葶苈子。然而在当前的药材市场上，葶苈子的药材商品主流是南葶苈子。二者的来源不同（原植物不同），其种子的药性及其成分必然有所差异，如果中医在临床上将二者相互替代使用，就会造成"脉准、方对、药不灵"的结果。

李东垣在《珍珠囊指掌补遗药性赋》中曰："葶苈泻肺喘而通水气。"

歌曰：葶苈辛苦，利水消肿；痰咳瘤瘕，治喘肺痈。

锁阳

【来源】 本品为锁阳科植物锁阳的干燥肉质茎。

【别名】 琐阳、不老药、锈铁棒、地毛球、黄骨狼、锁严子、羊锁不拉。

【功用】 补肾，壮阳，固精。

【释名】 关于锁阳名称的由来，有以下三种说法：

（1）本品因其功用与生境而得"锁阳"之名。本品能补肾壮阳，但其鲜药材常年锁闭于地表之下，故名"锁阳"。

（2）本品以其药材形态与味道而取"锁阳"之名。古人将雄性动物的外生殖器通常称之为"阳具"。本品的药材形状很像其"阳具"。古人认为"以形能补形"，故而本品能补肾壮阳。本品的味道涩，涩味者能收涩，故善治"滑精"，例如"锁阳固精丸"即以本品作为君药。因本品形似"阳具"，又有固精锁阳的作用，故名"锁阳"。

（3）本品因农民的采挖经验而得"锁阳"之名。笔者曾去过酒泉市的锁阳城一带考察过锁阳的野生资源情况，有个老农给笔者讲了从前当地人去野外采挖锁阳的经历。老药农介绍：采挖锁阳最好的时间是在春天下了一场小雪之后，先去戈壁滩上看一下，雪最先融化的地表下面就有锁阳，这样就很好找到。老药农还说："锁阳能锁住阳气，所以地面上的雪就会先融化"。笔者以为老农之言极有可能就是锁阳名称的真正由来。李时珍在《本草纲目》中说："锁阳出肃州。按：陶九成《辍耕录》曰：锁阳，生鞑靼田地，野马或与蛟龙遗精入地，久之发起如笋，上丰下俭，鳞甲栉比，筋脉联系，绝类男阳，即肉苁蓉之类。或谓里之淫妇，就而合之，一得阴气，勃然怒长。土人掘取洗涤，去皮薄切晒干，以充药货，功力百倍于苁蓉也。时珍疑此自有种类，如肉苁蓉、列当，亦未必尽是遗精所生也。"李时珍在这里所言的"肃州"就是今天的甘肃酒泉地区。

歌曰：锁阳甘温，壮阳补精；润燥通便，强骨养筋。

款冬花

【来源】　本品为菊科植物款冬的干燥花蕾。

【别名】　冬花、款花、看灯花、艾冬花、九九花。

【功用】　润肺下气，止咳化痰。

【释名】　"款"言其缓慢，"冬"言其季节，"花"言其入药的部位。本品的原植物在冬天才开花，中医只药用其花蕾，故取名叫"款冬花"。

李时珍在《本草纲目》中为本品释名曰："款者，至也。至冬而花也。"

李东垣在《珍珠囊指掌补遗药性赋》中曰："款冬花润肺，去痰嗽以定喘。"

歌曰：款花甘温，理肺消痰；肺痈喘咳，补劳除烦。

椒目

【来源】　本品为芸香科植物花椒的种子。

【别名】　川椒目、花椒籽。

【功用】　利水消肿，祛痰平喘。

【释名】　本品因其形状而得"椒目"之药名。本品药用的是花椒或青椒的种子。李时珍在《本草纲目》中为本品释名曰："其子光黑，如人之瞳仁，故名之'椒目'。"

本品能治水肿胀满，痰饮喘逆诸症。

歌曰：椒目味苦，善行膀胱；行水消肿，除痰平喘。

滑石（附：滑石粉）

【来源】 本品为矿石类药物硅酸盐类矿物滑石族滑石，主要成分为含水硅酸镁。

【别名】 液石、共石、脱石、番石、夕冷、脆石、留石、画石、活石、滑石粉。

【功用】 利尿通淋，清热解暑，祛湿敛疮。

【释名】 本品因其质地细腻光滑而得"滑石"之名。

本品的来源为矿石，其矿石质地细腻，光滑如膏脂，故名"滑石"。

从前，裁缝用本品在布料上画线，故本品又有"画石"之俗称。

附：滑石粉

滑石粉系滑石经精选净制、粉碎、干燥后制成，其功用与滑石相同。现今中药调剂所用的本品多为滑石粉，入煎剂时需要用布包。

李东垣在《珍珠囊指掌补遗药性赋》中曰："滑石利六腑之涩结。"

歌曰：滑石沉寒，滑能利窍；解渴除烦，湿热可疗。

琥珀

【来源】 本品为某些松科植物的树脂埋于地层下年久而形成的化石样物质。

【别名】 虎珀、虎魄、江珠、琥魄、兽魄、顿牟、血琥珀、血珀、红琥珀、光珀、蜜蜡。

【功用】 镇静，利尿，活血。

【释名】 本品因其古代的传言而得"琥珀"之名。

在古代，琥珀曾称为"虎魄"或"遗玉"。民间传言此物是"虎死精魄入地化而为石"，或误认为"琥珀是老虎流下的眼泪"，这些传言蕴含着古人对琥珀成因的揣测和追寻，暗示琥珀有趋吉避凶、镇宅安神的功能。

琥珀的药材来源为古代松科松属植物的树脂埋藏地下经久转化而成的化石样物质，在古代常作为工艺品和装饰品的材料，它属于美玉之类。"琥"，玉器也，雕为虎形，血红色、黄棕色或暗棕色，若虎之色，略近于透明，类玉之质，故名"琥珀"。红色者名"血珀"，黄而明莹者名"蜡珀"。成色上好的琥珀在古玩市场上又称之为"蜜蜡"，其实它的成分与中药琥珀相类同。

琥珀内服有镇惊安神，散瘀止血，利水通淋的功效。琥珀还可用于外治，对原因不明的神经性头痛，用琥珀在痛区进行逆时针按摩 10~15min，头痛的症状就会有所减轻。

李东垣在《珍珠囊指掌补遗药性赋》中曰："琥珀安神而散血。"

歌曰：琥珀味甘，安魂定魄；破郁消症，利水通涩。

葫芦

【来源】 本品为葫芦科一年生攀缘草本植物葫芦的干燥果皮。

【别名】 葫芦壳、抽葫芦、壶芦、蒲芦、长瓠、扁蒲、瓠子、蒲瓜、大黄瓜、葫芦瓜、夜开花。

【功用】 利水消肿。

【释名】 本品因其形状而得"葫芦"之名。

"葫芦"本作"壶颅"，指"壶"的"颅头"。李时珍在《本草纲目》中为本品释名曰："壶，语器也。卢，饭器也。此物各像其形，又可为酒饭之器，因以名之。"

歌曰：葫芦甘平，通利小便；兼治心烦，退肿最善。

蛤蚧

【来源】 本品为壁虎科动物蛤蚧除去内脏的干燥全体。

【别名】 大壁虎、蚧蛇、蛤解、蛤蟹、仙蟾。

【功用】 补肺益肾，纳气定喘，助阳益精。

【释名】 本品以其动物"蛤"和"蚧"呼叫的声音作为了药名。

李时珍在《本草纲目》中为本品释名曰："蛤蚧因声而名。"

据本品药材产地的药农讲：蛤蚧这种动物的雄性叫声如'蛤'字的发音，雌性的叫声如'蚧'字的发音；这种动物常常雌雄相随，鸣叫声也是雌雄相续，故以其声音而取名叫"蛤蚧"。

李东垣在《珍珠囊指掌补遗药性赋》中曰："蛤蚧治劳嗽。"

歌曰：蛤蚧味咸，肺痿血咯；传尸劳瘥，服之可却。

葛根（附：粉葛）

【来源】 本品为豆科植物野葛的干燥根。

【别名】 葛藤、粉葛、干葛、甘葛、葛麻藤、葛条根。

【功用】 解肌退热，生津，透疹，升阳止泻。

【释名】 本品以其药用部位而得"葛根"之药名。

"葛"的古义指引蔓缠绕之草。《埤雅》云："瓜葛皆延蔓相及，故属之绵远者取譬瓜葛。"葛为形声字，从"艹"，"曷（hé）"声；本义指多年生草本植物野葛。野葛的茎可编篮、做绳或制鞋（注：鞋名"葛屦"，成语"葛屦履霜"指的就是"冬天穿的夏天鞋"）。野葛的纤维还可织葛布。野葛的根可提制淀粉，其淀粉可供人食用。野葛的根又可供药用，其药材就直呼其名，叫"葛根"。

另据民间传言云：本品是东晋医药学家葛洪在茅山脚下炼丹时发现的一种药草，他曾用此药草的根治好了句容当地老百姓的瘟疫，当地老百姓为了纪念葛洪，于是就把此药草的根叫作"葛根"了。

附：粉葛

本品为豆科植物甘葛藤的干燥根。甘葛藤经人工栽培后其根的淀粉含量明显增高，习称其为"粉葛"，亦可入药。

葛根与粉葛均有解肌退热，生津，透疹，升阳止泻的功效，但葛根长于升阳止泻，而粉葛则长于生津止渴。

李东垣在《珍珠囊指掌补遗药性赋》中曰："疗肌解表，甘葛先而柴胡次之。"

歌曰：葛根味甘，祛风发散；温疟往来，止渴解酒。

番泻叶

【来源】 本品为豆科植物狭叶番泻或尖叶番泻的干燥小叶。

【别名】 旃那叶、泻叶、泡竹叶。

【功用】 泻热，行滞，通便，利水。

【释名】 本品是以其产地及功用来命名。中国古人习称其外国或外族为"番邦"。番泻叶原产于印度，其药材为进口货物；入药有通便泻下的功用，中医在临床上常用来治疗食物积滞，胸腹胀满，便秘不通，水肿胀满等病症。因中医药用其树叶，故取其名叫"番泻叶"。

歌曰：番泻叶寒，食积可攻；肿胀皆逐，便秘能通。

葱白

【来源】 本品为百合科植物葱的鳞茎。

【别名】 葱茎白、葱白头、大葱。

【功用】 发汗解表，通阳利窍。

【释名】 本品是中国人日常食用的蔬菜，因其入药的部位与颜色而得"葱白"之药名。葱白指大葱近根处的白茎。

李东垣在《珍珠囊指掌补遗药性赋》中曰："葱为通中发汗之需。"

歌曰：葱白辛温，发表出汗；伤寒头疼，肿痛皆散。

萹蓄

【来源】 本品为蓼科植物萹蓄的干燥地上部分。

【别名】 扁蓄、大萹蓄、鸟蓼、扁竹、竹节草、猪牙草、道生草。

【功用】 利尿通淋。

【释名】 本品以其原植物的生长特点而得"萹蓄"之药名。

本品在陶弘景《名医别录》中以"扁竹"为其药名。"萹"与"扁"相互为通假字。"蓄"为形声字，从"艹"，"畜"声，本义为"积聚、储藏"。萹蓄是一年生草本植物，其种子成熟后就落在原地，第二年种子在原地又长出新的萹蓄苗，年年如此，于是，古人就误认为这种植物是蓄存而生；又因该植物的地上茎呈扁柱形，故名"萹蓄"。

歌曰：萹蓄味苦，疗瘭疝痔；小儿蛔虫，女人阴蚀。

斑蝥

【来源】 本品为芫青科昆虫南方大斑蝥或黄黑小斑蝥的干燥虫体。

【别名】 斑猫、斑蚝、龙蚝、晏青、斑毛、班蝥、老虎斑毛、花斑毛、花壳虫、小豆虫、放屁虫、花罗虫。

【功用】 破血消癥，攻毒蚀疮，引赤发泡。

【释名】 本品因虫体上色彩斑斓，其"性毒如矛"，故得"斑蝥"之名。

斑蝥的背部呈黑色，有 3 条黄色或棕黄色的横纹，看上去有色彩斑斓之感觉。"蝥"与"矛"相互为通假字。人体皮肤如果直接接触斑蝥的药液就会出现红肿和发泡的反应，并产生如矛所刺的剧痛感。李时珍在《本草纲目》中为本品释名曰："斑言其色；蝥刺，言其毒；如矛刺也。亦作'蝱'，俗讹为'斑蝥'也。"

本品有大毒！其用法用量为成人每日 0.03~0.06g ，炮制后多入丸散用。外用适量，研末或浸酒醋，或制油膏涂敷患处，不宜大面积使用。注意事项：本品有大毒；内服慎用，孕妇禁用。

歌曰：斑蝥大毒，破血通经；诸疮瘰疬，水道能行。

蜈蚣

【来源】 本品为蜈蚣科动物少棘巨蜈蚣的干燥体。

【别名】 吴公、天龙、百脚虫、百足虫、千足虫、金头蜈蚣、蝍蛆。

【功用】 息风镇痉，通络止痛，攻毒散结。

【释名】 本品以产地及其动物的天性而取名叫"蜈蚣"。

"蜈"为形声字，从"虫"，"吴"声，声兼表意，表示其古代的吴国之地。"蚣"为形声字，从"虫"，"公"声，声兼表意，"公"与"母"相对，表示其雄性。蜈蚣为陆生节肢动物，身体由许多体节组成，通常身体细长，每一节上均长有步足，故称之为多足生物。

蜈蚣是一种有毒腺的食肉性陆生节肢动物，多分布于我国的西南地区，春出冬蛰。我国有民谚曰："一物降一物，蜈蚣把蛇捉，鸡把蜈蚣吃，柳木钻透牛的角。"蜈蚣天性凶残好斗，能攻击和啃食比它大的动物，同类之间也常常为食物而争斗不休。古人认为"好斗"是雄性动物的天性，故在造"蚣"字时将该动物的特性以"公"来概括之。"吴公"者，其意为"吴地好斗的虫子"。

蜈蚣与蛇、蝎、壁虎、蟾蜍并称为"五毒"。苏敬在《新修本草》中曰："山东人呼蜘蛛一名'蛆'，亦能制蛇，而蜘蛛条无制蛇，谓蜈蚣也。"李时珍在《本草纲目》中为本品释名曰："托胎虫即蛞蝓也。蜈蚣能制龙、蛇、蜥蜴，而畏蛤蟆、蛞也。"《中华人民共和国药典》收载的蜈蚣来源为蜈蚣科动物少棘巨蜈蚣的干燥体,即指其产于南方吴越之地的大蜈蚣,古今一致。

老中医用药讲究其章法:贝类能潜阳,虫药能搜风。虫子善动,此乃风之性也。自然界的法则是异性相吸,同性相驱;所以老中医讲究以"风"制"风"。古代名医大家在治疗风痹顽疾时多选用蜈蚣来组方,屡试不爽,常能获得搜风剔骨之效。

歌曰:蜈蚣味辛,蛇虺(huī)恶毒;止痉除邪,堕胎逐瘀。

蒲黄(附:毛蜡烛)

【来源】 本品为香蒲科植物水烛香蒲、东方香蒲或同属植物的干燥花粉。

【别名】 香蒲、水蜡烛、蒲草。

【功用】 止血,化瘀,通淋。

【释名】 本品是香蒲雄花的花粉;其药材为鲜黄色,故取其名叫"蒲黄"。李东垣在《珍珠囊指掌补遗药性赋》中曰:"蒲黄止崩治衄(nǜ),消瘀调经。"

歌曰:蒲黄味甘,逐瘀止崩;止血须炒,破血用生。

附:毛蜡烛

水烛香蒲和东方香蒲雌花的花序生于雄花的下部,呈柱状,稍粗壮,老熟后变为灰白色,形似"蜡烛",民间俗称其为"毛蜡烛",因是水生植物,故又名"水烛"。民间用其烧灰,作为临时止血的外用药来使用,效果也很好。

蒲公英

【来源】 本品为菊科植物蒲公英、碱地蒲公英或同属数种植物的干燥全草。

【别名】 蒲公草、公英、尿床草、西洋蒲公英、黄花地丁、婆婆丁。

【功用】 清热解毒,消肿散结,利湿通淋。

【释名】 本品以原植物的生长形态而取"蒲公英"之名。

"蒲"的本义指圆形。许慎在《说文解字》中曰:"草屋圆曰'蒲'"。"公"是中国人传统对其长辈的尊称,例如:公公、公婆。"英"的古义指花蕊。

蒲公英的叶片绵软,常贴地面呈环状分布。蒲公英开黄花,结果后其花蕊渐变为蛛丝状的白色长柔毛，远远看去，其果实似老人的满头白发。综合其叶片呈环状分布和花蕊像白发人的特点，古人按其形象将本品取名叫"蒲公英"。又因其本品的根就像一根铁钉，故又有"黄花地丁"之别称。

歌曰：蒲公英苦寒，解毒入胃肝；疮痈皆有效，乳肠痈更堪。

硼砂

【来源】 本品为硼酸盐类硼砂族矿物硼砂。

【别名】 大朋砂、蓬砂、鹏砂、月石、盆砂。

【功用】 清热消痰，解毒防腐。

【释名】 "硼砂"之药名是由讹传而来。本品在五代·无名氏《日华子诸家本草》中以"盆砂"为其药名，后世将"盆砂"讹传成了"硼砂"。

本品来源为硼砂矿经精制而成的结晶。硼砂的矿砂挖出之后，先溶于沸水中，滤去杂质，滤液放冷后倒入瓦盆中，一夜之后就析出白色的结晶，取出干燥，即得本品。李时珍在《本草纲目》中为本品释名时曰："名义未解，一作硼砂；或曰：炼出盆中结成，谓之盆砂，如盆硝之义也。"

李东垣在《珍珠囊指掌补遗药性赋》中曰："以硼砂而去积。"

歌曰：硼砂味辛，疗喉肿痛；膈上热痰，噙化立中。

路路通

【来源】 本品来源为金缕梅科落叶乔木枫香树的干燥果实。

【别名】 枫实、枫果、枫木上球、枫香果、狼目、狼眼、九空子、枫木球。

【功用】 祛风活络，利水，通经。

【释名】 本品依其药材的特点而得"路路通"之药名。

本品的蒴果集生成头状球形果序，其表面分布有许多的空洞，空洞之间相互贯通，故名"路路通"。

李时珍认为本品"其性大能通行十二经穴"，故得"路路通"之名，其义亦通。

歌曰：路路通平苦，通经并下乳；活络祛风湿，消肿治痹阻。

雷丸

【来源】 本品为白蘑科真菌雷丸的干燥菌核。

【别名】 竹苓、雷实、竹铃芝、竹林子、木连子。

【功用】 杀虫，消积。

【释名】 本品因药材的形态及药效迅速而得"雷丸"之名。

本品药材的形状如弹丸，中医主要用它来杀虫消积，起效的速度很快，犹如闪电打雷一般，故名曰"雷丸"。

李时珍在《本草纲目》中为本品释名曰："此物生土中，无苗叶而杀虫逐邪，犹雷之丸也。"

李东垣在《珍珠囊指掌补遗药性赋》中曰："雷丸杀三虫，寸白无疑。"

歌曰：雷丸味苦，善杀诸虫；癫症蛊毒，治儿有功。

蒺藜

【来源】 本品为蒺藜科植物蒺藜的干燥成熟果实。

【别名】 硬蒺藜、蒺骨子、刺蒺藜、白蒺藜。

【功用】 平肝解郁，活血，祛风，明目，止痒。

【释名】 本品因其果实上长有易刺伤人的四根硬刺，故得"蒺藜"之名。

本品的药材为蒺藜科一年生草本植物蒺藜的果实，每个果实上均长有两根长刺和两根短刺，其刺坚硬而锋利。本品的原植物喜生长于路边，故常常刺伤赤脚走路的人。李时珍在《本草纲目》中为本品释名曰："蒺，疾也；藜，利也；茨，刺也。其刺伤人，甚疾而利也。"故名"刺蒺藜"，又名"硬蒺""白蒺藜"。

本品生用时处方名写"蒺藜"，盐水拌炒后处方名写"盐蒺藜"。本品祛风明目多用之。

李东垣在《珍珠囊指掌补遗药性赋》中曰："蒺藜疗风疮而目明。"

歌曰：蒺藜味苦，疗疮瘙痒；白癜头疮，翳除目朗。

槐花（附：槐角）

【来源】 本品为豆科植物槐的干燥花及花蕾。

【别名】 槐蕊、槐米。

【功用】 凉血止血，清肝泻火。

【释名】 "槐"字由"木"与"鬼"组合而成。在我国北方地区，传统民俗讲究"桃为兆木、李为子木、杏为兴木"，这三种树木适宜在院庭中种植，而槐为鬼木，故讲究在院庭中不栽槐树。其实，槐树的实际用途是很多的，它是个很好的用材之树，那我们的祖先为何偏偏给它起了这么个恶名，造了这么个从"木"从"鬼"的字呢？笔者认为这其中的原因有以下两点：

其一，槐树的树冠较大且枝叶繁茂，很难透过阳光，故其树下常阴森而潮湿。

其二，槐树枝和叶的汁液较多，而其汁液又是蚊虫的好食物，所以槐树上的蚊虫非常多。

古人经验：如果人在槐树下面乘凉就容易得病，于是就造了这么个"槐"字，有警示其子孙后代之意，让后人能对这种树木心存敬畏、避而远之，我们要领会造字者的良苦用心。

另外，言"槐"为鬼木者还有另外的一层深意。人死之后，灵魂离身曰"鬼"。槐，从"木"从"鬼"而音"怀"，借"怀"声来表示其灵魂怀念故里。中国人生前不论浪迹何方，游子总能记住村口或庙前的那棵大槐树；例如山西的大槐树就是中国人寻根问祖的地方。"槐"字取其"人死后躯壳入土、灵魂要回归祖庙"之意；所以，按照北方地区的民俗，槐树一般要栽在村口或者宗庙的前面，以表示其候望游子能"叶落归根、魂归故里"。李时珍在《本草纲目》中曰："按：《周礼》外朝之法，面三槐，三公位焉。吴澄注曰：槐之言怀也，怀来人于此也。王安石释曰：槐华黄，中怀其美，故三公位之。"《春秋元命苞》曰："槐之言归也。古者树槐。听讼其下。使情归实也。"

槐米与槐花分别为豆科植物槐的干燥花蕾及花，中医将其同作为槐花来使用，有凉血止血之功。槐树的果实名叫"槐角"或"槐实"，炒炭后药名叫"槐角炭"，长于治疗痔疮出血。花叶性升散，故槐花善治上焦之血症；果实种子性沉降，故槐角善治下焦之血症。

槐，指其国槐。槐是中国原有的物种。近代，我国从国外引进的"洋槐"不能代替槐花、槐米和槐角来药用，当前有很多人将二者混为一谈，故在此作一特别提醒。

李东垣在《珍珠囊指掌补遗药性赋》中曰："槐花治肠风，亦医痔痢。"

歌曰：槐花味苦，痔漏肠风；大肠热痢，更杀蛔虫。

附：槐角

【来源】 本品为豆科植物槐的果实。

【别名】 槐实、槐子、槐豆、槐连灯、九连灯、天豆、槐连豆。

【功用】 清热，润肝，凉血，止血。

【释名】 本品依其药材的形状而名叫"槐角"。槐树果实的形状像豆角，故称其为"槐角"或"槐实"。

歌曰：槐实味苦，阴疮湿痒；五痔肿痛，止血极莽。

蜂蜜

【来源】 本品为蜜蜂科昆虫中华蜜蜂或意大利蜂所酿的蜜。

【别名】 蜂糖、白蜜、食蜜、岩蜜、百花精。

【功用】 补中，润燥，止痛，解毒。

【释名】 本品以原动物的生活习性及该物质的特征而取名叫"蜂蜜"。

"蜂"字的本义为"停留众多昆虫"。"蜂"为形声字，从"虫"，"夆"声，声又兼表意。"夆"又是一个形声字，从"夂（止）"，"丰"声，声又兼表意，表示"丰富、众多"。"夂"意为"停止、终止"。

"蜜"者"蜜"也，蜜以密成！"蜜"为表意字，上是"穴"，下是"虫"，中是"必"。"蜜"字表示其巢穴里的虫子固执且专注。"蜜"以同音而通"密"，又有表示"致密"的意思。

"蜂"和"蜜"二字联用的辞义为"有众多昆虫停留穴中的致密物质"。本品为蜜蜂科昆虫中华蜜蜂或意大利蜜蜂等同属多种昆虫所酿的蜜。李时珍在《本草纲目》中为本品释名曰："蜜以密成，故谓之蜜。"致密是蜂蜜的主要特征，它浓稠而致密，其比重大于水。如果知道了"蜜"字的含义，基本就会辨别蜂蜜的真假了，如果见其清稀如奶水、没有"致密"的特征，那肯定是掺入了其他东西。从前，财主家用水缸来装蜂蜜，在装蜜之前一定要先"箍缸"，要不然一年之后，水缸就会被蜂蜜逐渐挤压而破裂。

关于蜂蜜名称的由来还有另外一种解释：因蜜蜂的尾部有垂锋，故谓其"蜂"；蜂能采花酿蜜，故称之为"蜂蜜"。

蜂蜜俗名叫"蜂糖"。气芳香，味极甜，有益肺，润燥，滑肠之功，是一种药食两用的滋补佳品。

歌曰：蜂蜜甘平，入药炼熟；益气补中，润燥解毒。

椿皮

【来源】 本品为苦木科落叶乔木樗（臭椿）的根皮或干皮。

【别名】 臭椿、椿根皮、樗白皮、樗根皮、椿根白皮。

【功用】 清热燥湿，止带，止血。

【释名】 本品以其入药的部位而得"椿皮"之药名。

"椿"为形声字，从"木"，"春"声，声兼表意；"春"指一年的第一季，即春天。"椿"的本义为"香椿"，香椿为落叶乔木，嫩枝叶有冲鼻的香气，因只有在春天时才可以食用，故曰"椿"。苦木科落叶乔木"樗"的树形与树叶与香椿树极为相似，但其奇臭，故在民间俗称其为"臭椿"，臭椿不可以食用。老百姓为了将二者区别开来，又将"椿"改称为"香椿"。因臭椿树生长迅速，可作建造房屋的栋梁之材，所以被人们广为栽种，在其数量上远超香椿，于是在后世就出现了李代桃僵的情况，人们习惯将"臭椿树"省称为"椿树"，原来的"椿"只能叫作"香椿树"了。

本品药材在古代称"樗根皮"，在现代习称为"椿皮"，常刮去外层粗皮后药用，故又名"椿白皮"或"椿根白皮"。

李东垣在《珍珠囊指掌补遗药性赋》中曰："椿根白皮主泻血。"

歌曰：椿根白皮，燥湿清热；涩肠止血，杀虫止带。

罂粟壳

【来源】 本品为罂粟科植物罂粟的干燥成熟果壳。秋季将成熟果实或已割取浆汁后的成熟果实摘下，破开，除去种子和枝梗，干燥。

【别名】 米壳、粟壳、罂子粟壳、米囊子壳、御米壳、米囊皮、米罂皮、烟斗斗。

【功用】 敛肺，涩肠，止痛。

【释名】 本品以其药材的性状而得"罂粟壳"之名。"罂"言其形，指本品的外形像"罂"（注："罂"字本意指小口大肚的瓶子）。"粟"（注："粟"是谷子的古称，谷子除去外壳后就是小米）言其用，指本品的种子如粟米，可以食用。"壳"是言其药用的部位，本品的药用部位为其果壳。

李时珍在《本草纲目》中为本品释名曰："其实状如罂子，其米如粟，乃象乎谷，而可以供御，故有诸名。"

本品多用于咳嗽、喘息，泄泻、久痢，心腹及筋骨等疼痛难忍的对症治疗。用于涩肠止泻时宜醋炒后用，处方中的药名应写为"醋罂粟壳"。用于止咳平喘时宜蜜炙后用，处方中的药名应写为"蜜罂粟壳"。

本品有毒！本品是按照麻醉药品来管理的中药材。本品不得以单味药来开具处方。中药调剂员凭借其具有麻醉药处方权的执业医师签名后的淡红色处方才可以进行调配，每张处方中本品不得超过三日用量，连续使用本品不得超过七天，成人一次的常用量为每天 3~6g。麻醉药处方必须保存三年以备查。

歌曰：粟壳性涩，泻痢嗽怯；劫病如神，杀人如箭。

槟榔（附：大腹皮）

【来源】 本品为棕榈科植物槟榔的干燥成熟种子。

【别名】 宾门、宾门药饯、白槟榔、橄榄子、洗瘴丹、大腹槟榔、槟榔子、青仔、槟榔玉、椰玉。

【功用】 杀虫，消积，降气，行水，截疟。

【释名】 本品以其原产地的一种民俗而得"槟榔"之名。

据笔者考证："槟榔"之药名是源于产地的一种民俗文化，是以对人之称呼来指代其物。

在我国古代，同音的字可以相互通假使用。"槟"通"宾"，"榔"通"郎"；而"宾"与"郎"均是人们对贵客的尊称。"宾"指其生客而言，例如"来宾""宾客""宾馆"等称谓就是指初次见面的客人；而"郎"则是指熟客，例如"货郎""新郎"等就是指其经常见面的客人。

本品药用槟榔树的果实。在槟榔树的原产地，人们有嚼食槟榔的传统习惯，而且还将槟榔作为日常的待客之品。在客人进门之后，如果主人端出槟榔来招待，这就表示主人把来人当贵客看待了；如果主人不拿出槟榔招待，客人心中就会明白自己是不受欢迎的人，于是就会知趣地赶紧离去。以此民俗文化，本品在原产地就有了"槟榔"之名。

李东垣在《珍珠囊指掌补遗药性赋》中曰："槟榔豁痰而逐水，杀寸白虫。"

歌曰：槟榔辛温，破气杀虫；祛痰逐水，专除后重。

附：大腹皮

槟榔的外果皮呈椭圆形，常分为两半，中间向外鼓起，形似大腹便便之人的肚皮，故取名叫"大腹皮"。

大腹皮有行气宽中、利水消肿的功效。

李东垣在《珍珠囊指掌补遗药性赋》中曰："大腹皮治水肿之泛溢。"

歌曰：腹皮微温，能下膈气；安胃健脾，浮肿消去。

豨莶草

【来源】 本品为菊科一年生草本植物豨莶草、腺梗豨莶或毛梗豨莶的干燥地上部分。

【别名】 豨莶、大接骨、猪膏莓、黏糊菜、肥猪苗、肥猪菜、黏不扎、虾钳草、风湿草、牛人参、四棱麻、大叶草。

【功用】 祛风湿，通经活络，清热解毒。

【释名】 本品因其具有特殊的气味而得"豨莶草"之名。

李时珍在《本草纲目》中为本品释名曰："《韵书》：楚人呼猪为'豨'，呼草之气味辛毒为'莶'。此草气臭如猪而味莶螫，故谓之'豨莶'。"另外，猪这种动物非常喜欢吃本品的鲜草，故民间又将其俗称为"肥猪菜"。

歌曰：豨莶草苦，追风除湿；聪耳明目，乌须黑发。

酸枣仁

【来源】 本品为鼠李科植物酸枣的干燥成熟种子。

【别名】 山枣仁、山酸枣、枣仁、酸枣核等。

【功用】 补肝，宁心，敛汗，生津。

【释名】 本品以其药用部位而得"酸枣仁"之名。

酸枣树的果实形似枣，但较小，味道很酸，所以民间俗称其为"酸枣"。本品的药用部位是酸枣的果仁，故取其药名叫"酸枣仁"。

"枣"是个简化字，繁体写作"棗"。"棗"是个会意字，重"朿（注：音 ci，古同'刺'）"为"棗"；表示其木上多刺。李时珍在《本草纲目》中的《枣》篇解释说："大曰'枣'，小曰'棘'。棘：酸枣也。枣性高，故重'朿'；棘性低，故并'朿'。'朿'音'次'。枣、棘皆有刺针，会意也。"按："朿"，古"刺"字，本作"朿"，象形，如树上所长之针刺。许慎在《说文解字》中曰"朿：木芒也。"正合其本义。"木"者，树也；"芒"者，刺也。"朿"初作名词，后加义符"刀"为"刺"，既作名词，又作动词。后世"刺"行，而"朿"仅作合体字中一组成部分，表声或表义，如"策"等。大枣树多为高大乔木，小枝布刺，故将二"朿"重叠成"棗"，以示其高大之形。酸枣树（又名"山枣树""小枣树"）多为灌木，植株矮小，小枝亦布刺，故将二"朿"并列成"棘"，以示其丛生之状。

传统中医认为，多眠要用生酸枣仁来醒神，不眠可用炒酸枣仁来安神。本品在中医临床上常用于虚烦不眠，惊悸多梦等症的治疗。

李东垣在《珍珠囊指掌补遗药性赋》中曰："酸枣仁去怔忡之病。"

歌曰：枣仁味酸，敛汗驱烦；多眠用生，不眠用炒。

蔓荆子

【来源】 本品为马鞭草科植物单叶蔓荆或蔓荆的干燥成熟果实。

【别名】 水捻子、白布荆、蔓荆实、荆子、万荆子、蔓青子。

【功用】 疏散风热，清利头目。

【释名】 本品以其原植物的生长特征而得"蔓荆子"之药名。

本品在《神农本草经》中以"蔓荆实"为其正名。"蔓"的本义指"细长能缠绕的茎"；"荆"的本义指一种鞭刑专用的坚韧灌木枝条。古代用"荆"的枝条作为刑杖来鞭打犯人，于是就留下了"负荆请罪"的成语及其典故。蔓荆这种植物是喜欢生长在海滨沙滩的一种落叶灌木，其枝条细长如"蔓"，其质地坚韧如"荆"；因药用的是其籽实，故取名叫"蔓荆子"。

苏敬在《新修本草》中为本品释名曰："蔓荆苗蔓生，故名蔓荆。"卢之颐在《本草乘雅半偈》中为本品释名曰："垂布如蔓，故名蔓；柔枝耐寒，故名荆。"

歌曰：蔓荆子苦，头痛能医；拘挛湿痹，泪眼堪除。

漏芦

【来源】 本品为菊科植物祁州漏芦或禹州漏芦的干燥根。

【别名】 鬼油麻、独花山牛蒡、和尚头、大头翁、祁漏芦、禹漏芦、龙葱根、毛头。

【功用】 消痈，下乳。

【释名】 本品因其原植物的生长特征而得"漏芦"之名。

李时珍在《本草纲目》中为本品释名曰："屋之西北黑处谓之'漏'，凡物黑色谓之'卢'。此草秋后即黑，异于众草，故有漏卢之称。"

歌曰：漏芦性寒，祛恶疮毒；补血排脓，生肌长肉。

榧子

【来源】 本品为红豆杉科植物榧的干燥成熟种子。

【别名】 香榧、柀子、彼子、榧实、玉山果、赤果、玉榧、野杉子。

【功用】 杀虫消积，润燥通便。

【释名】 本品是因原植物生长的样子十分好看而得"榧子"之名。

李时珍在《本草纲目》中为本品释名曰："榧生深山中，人呼为野杉……'榧'亦作'棑'，其木名'文木'，斐然章彩，故谓之榧。"

"榧"与"斐"因其同音而互为通假字。"斐"是形声字，从"文"，"非"声。从"文"，表示其与纹饰和彩饰有关，其本义指五色相错的样子。榧树的嫩枝淡褐黄色，绿叶条形，排列成整体的两列，叶表面还泛绿油油的光泽，淡紫褐色的果实长椭圆形，表面微带有白粉；结了果子的榧树是五色相错，十分好看，所以李时珍才赞美曰"斐然章彩，故谓之榧"。

歌曰：榧实味甘，主疗五痔；蛊毒三虫，不可多食。

磁石

【来源】 本品为氧化物类矿物尖晶石族磁铁矿，主含四氧化三铁（Fe_3O_4）。

【别名】 活磁石、灵磁石、磁铁石、吸针石、雄磁石、摄石、铁石、戏铁石。本品原名"慈石"，俗称"吸铁石"。

【功用】 平肝潜阳，聪耳明目，镇惊安神，纳气平喘。

【释名】 古时候，"慈"与"磁"字因其同音而相互通假。本品因其药用的原矿石具有吸铁的功能；其石之吸铁，如慈母之招子，召之即来到母亲的身旁，故取其名叫"磁石"。

陈藏器在《本草拾遗》中为本品释名曰："磁石取铁，如慈母之招子，故名。"

歌曰：磁石味咸，专杀铁毒；若误吞针，系线即出。

蝉蜕

【来源】 本品为蝉科昆虫黑蚱的幼虫羽化时脱落的皮壳。

【别名】 蝉退、蝉衣、虫蜕、蝉壳、蚱蟟皮、知了皮。

【功用】 疏散风热，利咽，透疹，明目退翳，解痉。

【释名】 本品药用的是蝉羽化时脱落的皮壳，古人以其药用的部位而取名叫"蝉蜕"。

苏颂在《图经本草》中为本品释名曰："蝉所蜕壳也。"因本品是蝉所蜕的皮壳，故又衍生出"噪蝉壳""虫退"等诸多的别称。

蝉以善鸣而著称于世，故中医取其自然之性利用本品来利咽、开音，常获良效。"皮"可以治"皮"，中医用本品治疗顽固性皮肤瘙痒症有效。

歌曰：蝉蜕甘寒，消风定惊；杀疳除热，退翳侵睛。

樟脑

【来源】 本品为樟科樟属植物樟树的根、枝、叶及废材经蒸馏所得的颗粒状结晶。

【别名】 韶脑、潮脑、脑子、油脑、树脑。

【功用】 通关窍，利滞气，辟秽浊，杀虫止痒，消肿止痛。

【释名】 本品为颗粒状结晶物，形状似龙脑，又因本品是从樟树中提取的物质，故以其药物的来源与形状而取其名叫"樟脑"。

歌曰：樟脑辛热，开窍杀虫；理气辟浊，除痒止疼。

蕲蛇

【来源】 本品为蝰科动物五步蛇的干燥体。

【别名】 大白花蛇、白花蛇、棋盘蛇、五步蛇、百步蛇。

【功用】 祛风，通络，止痉。

【释名】 本品以其蛇的出产地而得"蕲蛇"之药名。

蕲蛇自古以李时珍的故乡湖北蕲州产的为道地药材，俗称"大白花蛇"，通体有黑白相间的花纹。李时珍在《本草纲目》中为本品释名曰："诸蛇鼻向下，独此鼻向上，背有方胜花文，以此得名。"李时珍还著有《蕲蛇传》一文，文中所述内容仍然是我们今天鉴别蕲蛇的主要依据，其文曰："花蛇，湖、蜀皆有，今唯以蕲蛇擅名。然蕲地亦不多得，市肆所货、官司所取者，皆自江南兴国州诸山中来。其蛇龙头虎口，黑质白花，胁有二十四个方胜文，腹有念珠斑，口有四长牙，尾上有一佛指甲，长一二分，肠形如连珠。多在石南藤上食其花叶，人以此寻获。先撒沙土一把，则蟠而不动。以叉取之，用绳悬起，剑刀破腹去肠物，则反尾洗涤其腹，盖护创尔。乃以竹支定屈曲盘起，扎缚炕干。出蕲地者，虽干枯而眼光不陷。他处者则否矣……"

李东垣在《珍珠囊指掌补遗药性赋》中曰："白花蛇治瘫痪，疗风痒之癣疹。"

歌曰：蕲蛇咸温，瘫痪口斜；大风疥癞，攻毒甚佳。

墨旱莲

【来源】 本品为菊科植物鳢肠的干燥地上部分。

【别名】 鳢肠、旱莲草、水旱莲、莲子草、白花蟛蜞草、墨斗草、野向日葵、墨菜、黑墨草、墨汁草、墨水草、乌心草。

【功用】 滋补肝肾，凉血止血。

【释名】 本品以其原植物的性状特征而得"墨旱莲"之名。

本品原植物的小花状如莲花样；果实细小，形又如莲房；又因其本品是旱地所生，故取名叫"旱莲草"。

本品药用的是该植物的地上部分，古称"鳢肠"，俗称"墨菜"，其药材外表为墨绿色，将药材用水浸湿后可挤出墨黑色的汁液，故又称其为"墨旱莲"。

李时珍在《本草纲目》中为本品释名曰："鳢，乌鱼也，其肠亦乌。此草至揉，茎断之有墨汁出，故名。俗呼'墨菜'是也。细实如莲房状，故得'莲'名。"

中医很讲究药物的最佳采摘时机，认为过了时节其药效就会大打折扣。王肯堂在《证治准绳》中收载有一个流传至今的中医经典名方"二至丸"；该方由墨旱莲、女贞子两味药物各等分组成，用于治疗肝肾阴虚、虚火上炎等症有很好的疗效。本方名称中的"二至"，指的就是夏至和冬至两个节气。墨旱莲为草本植物，盛夏时茎叶繁茂、叶黑、汁足，所以在夏至日采集的质量为最佳。女贞子的树叶隆冬不凋，冬至时其果实才熟透，味全而气厚，所以在冬至时节采集的果实药力最足；因此，古代的医家就将该方取名为"二至丸"。

歌曰：墨旱莲甘，生须黑发；赤痢堪止，血流可截。

僵蚕（附：蚕砂）

【来源】 本品为蚕蛾科昆虫家蚕 4~5 龄的幼虫感染（或人工接种）白僵菌而致死的幼虫干燥体。

【别名】 白僵蚕、僵虫、天虫、姜蚕。

【功用】 祛风定惊，化痰散结。

【释名】 本品的来源为家蚕发病致死的僵化虫体，故取名叫"僵蚕"。李时珍在《本草纲目》中为本品释名曰："蚕病风死，其色自白，故曰'白僵'，死而不朽曰'僵'。"

李东垣在《珍珠囊指掌补遗药性赋》中曰："僵蚕治诸风之喉闭。"

歌曰：僵蚕味咸，诸风惊痫；痰湿喉痹，疮毒瘢痕。

附：蚕砂

家蚕的干燥粪便亦供药用，药名"蚕砂"，又名"蚕矢"。本品有燥湿，祛风，化浊，活血之功用。

民间用蚕砂作为枕芯的填充物，据说有清肝明目的好处。

稻芽

【来源】 本品为禾本科植物稻的成熟果实经发芽后晒干的成品。

【别名】 蘖米、谷蘖、稻蘖、谷芽。

【功用】 和中消食，健脾开胃。

【释名】 本品为禾本科植物稻的成熟果实经发芽后晒干的成品，故名叫"稻芽"。

李时珍在《本草纲目》中曰：稻芽"消导米、面、诸果食积。"

歌曰：稻芽甘温，健脾开胃；脾虚食少，用之最宜。

薏苡仁

【来源】 本品为禾本科植物薏苡的干燥成熟种仁。

【别名】 解蠡、薏仁、苡米、苡仁、土玉米、薏米、起实、薏珠子、草珠珠、米仁、六谷子。

【功用】 利水渗湿，健脾止泻，除痹，排脓，解毒散结。

【释名】 本品是粮食作物，是很普通的大众食材，也是常用的一味中药。

关于薏苡仁名称的由来，在本草文献中尚无明确的记载。笔者考证研究后认为：本品是因以下的一个历史典故而得"薏苡仁"之名，该名称是"让人产生意想之种仁"这句话的省略语。笔者的考证依据有以下的三点。

第一点是本草学与文字学方面的考证依据：该药在我国最早的本草学著作《神农本草经》中以"解蠡（lí）"为其药名。"解"即分开，分解。"蠡"的本义指用贝壳做的瓢。"解蠡"这个药名是古人按其药材形状来命名的，薏苡仁的形状确实很像贝壳被切为两瓣的样子。汉代以后的本草学书籍中才逐渐出现了薏米、薏珠子、薏苡仁等名称。

薏苡仁的"薏"是个形声字，从"艹"，"意"声，声兼表意，表示"意念、意想、想像、猜测、测度"的意思。"苡"也是个形声字，从"艹"，"以"声，声兼表意、表示其"凭借、因为"的意思。"仁"即指其植物的种仁。薏、苡、仁这三个字联用所表达的意思就是："意想因为其种仁"。

第二点是历史学方面的考证依据：范晔《后汉书·马援列传》记载了一个历史事件，笔者将其原文（古文）译为现代白话文，其大意如下：

伏波将军马援奉光武帝之命带兵远征交趾国，将士们到南方后水土不服，遇山瘴气后许多人都病倒了。患病的人手足麻木、脚先浮肿进而发展为全身肿胀。由于病从下起，军中医生称此病为"脚气冲心症"，当时没有治疗此病的有效方药。有一天，军中来了一个乞丐赠送"草珠子"，说用它煎汤来喝能治军士们的病，并对马援说明这是一种粮食，在当地就有种植。军士们喝了这种药汤之后，病症果然慢慢地好了。马援在平叛胜利班师回朝的途中，在军中载了一车薏米，准备带回北方去种植，但有好事者远远望见了车上的袋子里漏出的是像珍珠样的白色东西，于是就四处散布谣言说马援搜刮民财，载了满满一车的"明珠文犀"。这个谣言很快就传到了朝廷，连皇上都知道了。马援得知此消息后十分气愤，当众便将一车薏米倒入漓江之中。漓江水清见底，谁都能看清这是当地的草珠子，这个谣言便不攻自破了。当时的朝野将这宗诬告案称之为"以意之谤"（以自己的意想来诽谤别人）。唐代诗人白居易也曾写有"薏苡谗忧马伏波"之诗句。此后，文人就将草珠子改写为"以意人"或"以意仁"，又由于此物属草类，故在书写时再加上"艹"头以表示其类，于是就有了"薏苡仁"之药名。

第三点是文物学方面的考证依据：现今，在桂林漓江的江畔上尚存有"伏波胜境"的景点，其中有座山称为"伏波山"，山中有个洞称为"还珠洞"。当地的导游们天天向游客讲述着"伏波将军马援与薏苡仁的故事"。这些历史遗迹也印证了史书所记载的真实性。

本品的性味甘、淡，微寒；有利水消肿，健脾去湿，舒筋除痹，清热排脓等功效。

李东垣在《珍珠囊指掌补遗药性赋》中曰："薏苡理脚气而除风湿。"

歌曰：薏苡味甘，专除湿痹；筋节拘挛，肺痈肺痿。

薄荷

【来源】 本品为唇形科植物薄荷的干燥地上部分。

【别名】 卜荷、卜可、香荷、薄苛、番荷、番荷叶、南薄荷。

【功用】 疏散风热，清利头目，利咽，透疹，疏肝行气。

【释名】 本品因为具有荷花样的清凉气味而得"薄荷"之药名。

"薄"为形声字，从"艹"，"溥"声，声兼表意，表示"散布"。"荷"为形声字；从"艹"，"何"声；本义指"莲"属植物。荷又称之为"芙蕖""芙蓉"。荷的地下茎称为"藕"；子实称为"莲"；其花、叶具有其观赏价值。荷花是我国十大名花之一，曾收载于《群芳谱》一书中。古时有"青荷盖绿水，芙蓉披红鲜；下有并根藕，上有并蒂莲"的诗句在社会上曾广为流传。荷花及其叶子都能散发出一种清淡宜入的香气，夏天漫步赏荷，绿水荫秀，粉红与淡紫相间，芬芳四溢，使人赏心悦目，清风徐来，荷的香气随风从万绿丛中散发出来，令人心肺像洗涤过的一样顿觉凉爽；于是荷花池边便成为了文人们避暑的胜地。荷叶包饭是中国人传统的一道美食。在端午节，中国人按传统都要佩戴上香包，香包也习称之为"荷包"。总而言之，"薄"与"荷"合称就是指其"能散布荷花样香气的草"。

李东垣在《珍珠囊指掌补遗药性赋》中曰："薄荷叶宜消风清肿之施。"

歌曰：薄荷味辛，最清头目；祛风散热，骨蒸宜服。

橘核

【来源】 本品为芸香科植物橘及其栽培变种的种子。

【别名】　橘子仁、橘子核、橘米、橘仁。

【功用】　理气，止痛。

【释名】　本品是以其药用的部位而取名叫"橘核"。

"橘"的俗字是"桔"。"橘"是个形声字，从"木"，"矞（yù）"声；本义指"橘"，其果实也称为"橘"。本品因药用其橘的干燥成熟种子，故名叫"橘核"。

倪朱谟在《本草汇言》中曰："橘核，疏肝、散逆气，下寒疝之药也。"本品在中医临床上多用于治疗疝气及睾丸肿痛。

李东垣在《珍珠囊指掌补遗药性赋》中曰："橘核仁治腰痛疝气之瘨。"

歌曰：橘核味辛，温通行气；睾丸肿痛，寒疝亦宜。

薤白

【来源】　本品为百合科多年生草本植物薤或小根蒜的干燥地下鳞茎。

【别名】　野薤、野葱、薤白头、野白头、薤根、野蒜、小独蒜、小蒜。

【功用】　通阳散结，行气导滞。

【释名】　本品因其气味与颜色而得"薤白"之药名。

"薤"言其气味，"白"言其颜色。"薤"为会意字，由"艹""歹""韭"三字合成，其意指"有坏韭菜样气味的草"。本品的颜色白，有类似于韭菜样的气味，故名"薤白"。

本品原植物在我国北方地区普遍有野生。本品有类似于大蒜或韭菜的辛辣味，故民间将其作为一种野菜来食用，在甘肃民间俗称其为"小蒜"。

李时珍在《本草纲目》中为本品释名曰："'薤'……韭类也。故字从'韭'……"本品因其鳞茎的颜色为白色，故名叫"薤白"。

歌曰：薤白苦温，辛滑通阳；下气散结，胸痹宜尝。

藁本

【来源】　本品为伞形科藁本属植物藁本或辽藁本的干燥根茎及根。

【别名】　藁茇、鬼卿、地新、山茝、蔚香、藁板、香藁本。

【功用】　祛风胜湿，散寒止痛。

【释名】　本品以其药材性状特征而得"藁本"之名。

"藁"为表意字，从"艹"从"槁"（注："槁"按上下结构书写就为"槀"），表示草木"枯槁、干枯"的样子。"藁"在古代还用来表达"乱七八糟"的意思，譬如《警世通言·第二十五卷·桂员外途穷忏悔》一篇中写道："自见了施小官人之后，却也腹中打藁，左思右想，怎么才能打发施家母子？"此处所说的"腹中打藁"就是形容人心里七上八下、思绪错综复杂的样子。

"本"为指事字，在"木"下加的一横是个指事符号，指其树木之下，即树木的根。许慎在《说文解字》中曰："木上曰末，木下曰本"。

本品药用的是该植物的根，其根的特征是干枯无肉，断面的纹理非常混乱、错综复杂，其中还夹杂有枯朽的空洞，因此根据该药材的明显特征，古代医家就将本品取名叫"藁本"了。如果理解了藁本药名的含义，也就学会识别藁本药材了。

藁本乃太阳经风药也，其气雄壮，善治巅顶头痛。

李东垣在《珍珠囊指掌补遗药性赋》中曰："藁本除风，主妇人阴痛之用。"

歌曰：藁本气温，上行巅顶；寒湿可祛，风邪可屏。

檀香

【来源】 本品为檀香科檀香属植物檀香树干的干燥心材。

【别名】 旃檀、白檀、白檀木、檀香木、真檀、黄檀香、裕香。

【功用】 行气温中，开胃止痛。

【释名】 檀香树被国人称之为"黄金之树"，它的全身都是宝。木材是制造高档家具的原材料，制家具所剩下的碎料都可以再利用，主干的碎材可以提炼精油。檀香精油俗称其为"液体黄金"。檀香具有很高的药用价值，它行气止痛的作用很好。

本品以其利用的价值而命名为"檀香"。"檀"者"善"也，"善"即"好"也；表示该品是个好木头。又因其本品具有浓郁的香气，故名"檀香"。李时珍在《本草纲目》中为本品释名曰："檀，善木也，故字从'亶'。'亶'，善也。……释氏呼为旃檀，以为汤沐，犹言离垢也。番人讹为真檀。云南人呼紫檀为胜沉香，即赤檀也。"

李东垣在《珍珠囊指掌补遗药性赋》中曰："檀香定霍乱，而心气之痛愈。"

歌曰：檀香味辛，开胃进食；霍乱腹痛，理气散寒。

瞿麦

【来源】 本品为石竹科石竹属植物瞿麦或石竹的干燥地上部分。

【别名】 石竹子花、十样景花、大兰、山瞿麦、瞿麦穗、南天竺草、麦句姜、剪绒花、龙须、四时美。

【功用】 利尿通淋，破血通经。

【释名】 本品以其原植物的性状而取"瞿麦"之名。

本品原植物的果穗及其种子像小麦，故取名叫"瞿麦"。陶弘景在《名医别录》中为本品释名曰："子颇似麦，故名瞿麦。"李时珍在《本草纲目》中为本品释名曰："按：陆佃解《韩诗外传》云：生于两旁谓之'瞿'，此麦之穗旁生故也。"

李东垣在《珍珠囊指掌补遗药性赋》中曰："瞿麦治热淋之有血。"

歌曰：瞿麦苦寒，专治淋病；且能堕胎，通经立应。

藕节（附：荷叶、莲须、莲子心）

【来源】 本品为睡莲科植物莲干燥根茎的节部。

【别名】 光藕节、藕节巴、莲藕。

【功用】 止血，消瘀。

【释名】 本品只药用其藕两节相连的部位，故取名叫"藕节"。

李时珍在《本草纲目》中为本品释名曰："花叶常偶生，不偶不生，故根曰藕。或曰藕善耕泥，故字从耦，耦者耕也。"李时珍在这里说的意思是：本品原植物的花和叶子都是按照偶数（双数）来生长的，所以它的根也就叫作"藕"。

藕节生用时长于凉血。炒炭后名"藕节炭"，则长于止血。

李东垣在《珍珠囊指掌补遗药性赋》中曰："藕节消瘀血而止吐衄。"

歌曰：藕节甘凉，药力平和；生用生津，炒炭止血。

附：荷叶、莲须、莲子心

古时候，人们将睡莲科植物中的"莲"与"荷"并不细分，视其为一物；将其叶子通称为"荷叶"，荷叶入药能消暑利湿。花的干燥雄蕊称之为"莲须"，莲须有固肾涩精的功用。其种子称为"莲子"，莲子去掉胚芽后叫"莲子肉"或"莲肉"，莲子肉有健脾止泻的功用。其种子中间绿色的胚芽叫"莲子心"，莲子心有清心除烦的功用。

李东垣在《珍珠囊指掌补遗药性赋》中曰："莲肉有清心醒脾之用。"

歌曰：荷叶苦平，暑热能除；升清治泻，止血散瘀。

莲须味甘，益肾乌须；涩精固髓，悦颜补虚。

莲肉味甘，健脾理胃；止泻涩精，清心养气。

莲子心苦，清心安神；交通心肾，涩精止血。

覆盆子

【来源】 本品为蔷薇科悬钩子属植物华东覆盆子的干燥果实。

【别名】 覆盆、乌藨子、小托盘、山泡、笋藨子、悬钩子、覆盆莓。

【功用】 益肾，固精，缩尿。

【释名】 覆盆子之药名实际上是对其药效的形容性雅称。

寇宗奭在《本草衍义》中为本品释名曰："……益肾脏，缩小便，服之当覆其尿器，如此取名也。"

"覆"字的本义指"覆盖、翻转"。"尿器"，今人俗称其为"尿盆"。将尿盆反过来扣下，就是表示不再使用了。本品治疗肾阳虚、小便多之病症功效卓著，服用本品之后，患者便在夜间不再起床小便了，其尿盆自然就覆之不用了。此处之"覆"作器物口朝下放置之意讲，犹俗语之"扣下"。"覆盆"二字的本意是"将尿盆翻过来放置"。例如成语"覆盆之冤"（按：意为倒扣之盆，内无日光，密不透气，形容无处申诉其冤枉）之"覆盆"与此同义。"覆盆子"不可误写为"复盆子"。如前所述，"复"作"復""複"的简化字任何义项均作"复"。"复"作"覆"的简化字时，"答覆""反覆"的"覆"现简化为"复"，而"覆盖""颠覆"仍用其"覆"字。覆盆子之"覆"，颠而覆之的意思，即将底朝上、口朝下颠过来覆盖住，故仍用"覆"。成语"重蹈覆辙""前车之覆，后车之鉴""水能载舟，水亦覆舟""覆巢无完卵"之"覆"均取此义。

在此，笔者还需要说明一个问题，在古本草书籍中对本品名称的由来也有另外的说法，例如，李当之在《李氏药录》中为本品释其名曰："子似覆盆之形，故名之。"笔者认为此说法欠妥，因为覆盆子的药材怎么看也都不像尿盆，此说法与实际的情况完全不相符。

李东垣在《珍珠囊指掌补遗药性赋》中曰："覆盆益精。"

歌曰：覆盆子甘，肾损精竭；黑须明眸，补虚续绝。

藜芦

【来源】　本品为百合科植物黑藜芦的根及根茎。

【别名】　葱苒、葱葵、山葱、丰芦、蕙葵、公苒、葱苒、葱炎、藜卢、鹿白藜芦、鹿葱、憨葱、葱芦、葱管藜芦、旱葱、人头发、毒药草、七厘丹。

【功用】　涌吐风痰，杀虫。

【释名】　本品是以其药材的性状特征而命名为"藜芦"。"藜"是言其黑色。"芦"指其根头的部位（芦头）。

"藜"为形声字，从"艹"，"黎"声，声兼表意，"黎"指其黑色而言。例如人们常将天亮之前最黑暗的时刻称之为"黎明"；经常在太阳下劳作的人会晒得很黑，故称其为"黎民"。李时珍在《本草纲目》中为本品释名曰："黑色曰黎，其芦有黑皮裹之，故名。"本品药材根头部有叶鞘枯死后残留的网眼状黑色纤维网，故据此特征取其名叫"藜芦"。

歌曰：藜芦味辛，最能催吐；肠辟泻痢，杀虫消蛊。

藿香（附：广藿香）

【来源】　本品为唇形科植物藿香的干燥地上部分。

【别名】　川藿香、土藿香、猫把、青茎薄荷、合香、苍告、山茴香。

【功用】　祛暑解表，化湿和胃。

【释名】　本品以其原植物叶子的形状与香气而得"藿香"之名。

李时珍在《本草纲目》中为本品释名曰："豆叶曰'藿'。"张揖在《广雅·释草》中曰："豆角谓之'荚'，其叶谓之'藿'。"

我国在青铜器时代，王室与贵族用青铜鼎盛豆类或肉类来饮食，用餐时还要用编钟来奏乐，故称其为"钟鸣鼎食之家"，而平民百姓只能用陶釜将谷物与豆叶等煮熟为食，故称其为"藿食"。古代常以"藿食""藿羹"来泛指平民所吃的粗劣食物。"藿食"之口语经华夏子孙口口相传至今，五千多年来一直未变，今天我们所写的"伙食"二字就是其转音字，其含义仍然指其"大众食物"，表达的还是本义。因本品原植物的叶子像豆叶，气味芳香，故名"藿香"。

豆叶名"藿"。凡是中药名称中的"藿"字皆是指其豆叶而言，例如淫羊藿的"藿"字就表示其叶子像其豆叶。

现今的藿香药材商品分为藿香和广藿香两个品种，前者又习称为"川藿香"，二者的功效不完全一样，应区别使用。

李东垣在《珍珠囊指掌补遗药性赋》中曰："藿香叶避恶气而定霍乱。"

歌曰：藿香辛温，能止呕吐；发散风寒，最宜霍乱。

附：广藿香

别名：排香草、刺蕊草、海藿香、藿香。

广藿香原产于菲律宾，在东南亚各地栽培较多，近代在中国的南方地区开始大量栽培，其药材为唇形科草本植物广藿香的干燥地上部分。

广藿香具有芳香化浊，和中止呕，发表解暑的功效。

蟾酥

【来源】 本品为蟾蜍科动物中华大蟾蜍耳后腺及表皮腺体分泌物的干燥品。

【别名】 蛤蟆酥、蛤蟆浆、癞蛤蟆酥、蟾蜍、眉脂。

【功用】 解毒，止痛，开窍醒神。

【释名】 本品辛，温，有大毒！本品因其来源与毒性而得"蟾酥"之药名。"蟾"言本品的来源，"酥"言本品具毒性。

本品有较强的麻醉作用，若服用不当会致人"酥软无力"，出现中毒症状，故将本品命名为"蟾酥"，含有警示后人之意。

歌曰：蟾酥有毒，开窍定疼；痈疽疔疮，咽喉肿痛。

鳖甲

【来源】 本品为鳖科动物鳖的干燥背甲。

【别名】 团鱼盖、脚鱼壳、上甲、甲鱼上甲、鳖壳、甲鱼壳、团鱼壳、团鱼甲、鳖盖子。

【功用】 滋阴潜阳，软坚散结，退热除蒸。

【释名】 本品以其入药的部位而得"鳖甲"之药名。

"鳖"为形声字，从"鱼"，"敝"声，本义指"甲鱼"（团鱼）。李时珍在《本草纲目》中为本品释名曰："鳖行蹩蹩，故谓之'鳖'。"本品因药用其鳖的背甲而得名叫"鳖甲"，原药材又俗称为"团鱼盖"。

本品有滋阴潜阳，软坚散结，退热除蒸的功用。生用时处方名写"鳖甲"。如果是以沙子烫后再用醋淬过的炮制品，处方名就要写为"醋鳖甲"。

李东垣在《珍珠囊指掌补遗药性赋》中曰："鳖甲治劳疟，兼破癥瘕。"

歌曰：鳖甲咸平，劳嗽骨蒸；散瘀消肿，去痞除癥。

麝香

【来源】 本品为鹿科动物林麝、马麝或原麝雄体香囊中的干燥分泌物。

【别名】 寸香、元寸、当门子、臭子、香脐子、遗香、心结香、生香。

【功用】 本品内服时有开窍，辟秽，通络，散瘀的功效。本品外用时有消肿止痛，去腐生肌的功效。

【释名】 麝香者，即"射香"也。本品因其气味极其浓烈，香气能远射四方，故名叫"麝香"。

雄麝的香囊俗称为"麝香包子"，其内容物质习称为"香仁"；其中颗粒较大、色紫黑光亮者常正对其囊孔处，似有挡门之势，习称为"当门子"或"香子"；粉末状的香仁习称其为"元寸香"，简称"元寸"或"寸香"。

麝香历来为名贵药材。麝属于一级保护的野生动物，为了解决麝香药源短缺的问题，我国在多地开展了人工养麝的实验，历经了半个世纪的发展，目前的人工养麝与活体取香方面均取得了重要进展，使其用于急救的麝香药材有了可靠的来源。

李东垣在《珍珠囊指掌补遗药性赋》中曰："麝香开窍。"

歌曰：麝香辛温，善通关窍；辟秽安惊，解毒甚妙。

露蜂房

【来源】 本品为胡蜂科昆虫果马蜂、日本长脚胡蜂或异腹胡蜂的巢。秋、冬二季采收，晒干，或略蒸，除去死蜂死蛹，晒干。

【别名】 蜂房、软蜂房、马蜂窝、野蜂窝、蜂剿、蜂巢、蜂房、大黄蜂窠、马蜂包、虎头蜂房、野蜂房、纸蜂房、长脚蜂窝、草蜂子窝。

【功用】 祛风止痛，攻毒消肿，杀虫止痒。

【释名】 本品以其药材的来源而得"露蜂房"之名。

本品系悬树上或屋檐间，经风露的蜂巢，故有其名。本品是野蜂所居住的蜂巢，其巢穴常建在露天，人能清楚地看见其蜂巢，故称其为"露蜂房"。人工饲养蜜蜂（家蜂）的巢穴则建在密闭处，不外露。家蜂巢不可以替代其露蜂房来入药，因为它没有露蜂房那样的临床疗效。

"露蜂房"之药名出自《神农本草经》。李时珍在《本草纲目》中曰："露蜂房，阳明药也。外科齿科及他病用之者，亦皆取其以毒攻毒，兼杀虫之功耳。"几千年来，本品一直以"露蜂房"为其正名为中医所沿用，然而《中华人民共和国药典》却以"蜂房"作为了本品的正名。笔者认为还是沿用"露蜂房"的名称为妥，这可以避免误采、误用中药材现象的再次发生，因为"露蜂房"之药名就明确告诉了人们：本品是露天的蜂巢，而不是家蜂的蜂巢。

歌曰：蜂房咸苦，惊痫瘛疭；牙疼肿毒，瘰疬乳痈。

附录1　古代中药计量器具名称释义

【方寸匕】　古方中的量名，其匕正方抄散药末以不落一寸为度；其容量犹今之一茶匙。

【刀圭】　即方寸匕的十分之一。

【字与钱】　字、钱均为古方中的重量名。古人用铜钱抄药末，依世相沿，称一铜钱所抄药末之量，为"一钱"。铜钱面上共有四个字，故又称一钱的四分之一曰"一字"，二字则是五分也。

【十六两天平称】　中国古人敬天、敬地、敬祖先；畏神、鬼。农历的每月十六日清晨，当圆圆的太阳从东方升出地平线的时候，圆圆的月亮正好落在西方的地平线上，于是古人认为这时候就"天平"了。古代的能工巧匠们在制作衡器"称"的时候就把一斤分成十六两，寓意其平衡与相等。再后来，人们又将十六两秤上的星点与天上的星宿相互联系起来，把"称"雅称其为"十六两天平称"或"十六星秤"，称上面的十六个星点分别代表着南斗六星、北斗七星和福禄寿三星。古时候的民俗认为，若称重时缺别人一两，自己便会少一分福气，少二两便会少财，少三两便会折寿；于是乎谁也不愿意缺了福禄寿，从此之后，就少有人去干那些缺斤少两的昧心事了。

【戥子】　"戥"是个左右结构的会意字，从"星"从"戈"；本义指形状像戈、用小星点作为刻度标记的一种微型秤。"戥"读作"等"，以声表其意，其一是表示秤杆上面星点之间的距离相等，其二是表示所称物体的重量与读数相等。戥的学名叫"戥称"，民间俗称为"戥子"，它是中药调剂的主要用具。

戥子有分毫戥、分厘戥、分钱戥等不同的型号。民国时期一斤分为十六两，一两分为十钱，一钱分为十分，一分分为十厘，一厘分为十毫。从前的一钱相当于现在的 3.125g。

附录2 参阅和引据诸家本草及其他书目一览表

东汉·许慎《说文解字》

三国时期·魏·张揖《广雅·释草》

三国时期·魏·李当之《李氏药录》

东晋·葛洪《肘后备急方》

魏晋·吴普《吴普本草》

南朝·范晔《后汉书》

梁·陶弘景《本草经集注》

梁·陶弘景《名医别录》

唐·苏敬《新修本草》

唐·李延寿《北史》

唐·陈藏器《本草拾遗》

唐·孙思邈《千金要方》

五代时期·无名氏《日华子诸家本草》（简称《日华子本草》）

五代时期·李珣《海药本草》

北宋·掌禹锡《嘉祐本草》

宋·马志《开宝本草》

宋·寇宗奭《本草衍义》

宋·苏颂《本草图经》

金元·李东垣（李杲）《珍珠囊指掌补遗药性赋》

元·朱丹溪《本草衍义补遗》

明·李梴《医学入门》

明·李时珍《本草纲目》

明·李中梓《本草通玄》

明·兰茂《滇南本草》

明·陈嘉谟《本草蒙筌》

明·倪朱谟《本草汇言》

明·卢之颐《本草乘雅半偈》

明·龚廷贤《药性歌括四百味》

明末清初·蒋仪《药镜·拾遗赋》

清·赵学敏《本草纲目拾遗》

清·吴其濬《植物名实图考》

清·张山雷（张德裕）《本草正义》

清·黄宫绣《本草求真》

清·张秉成《本草便读》

清·周岩《本草思辨录》

清·段玉裁《说文解字注》

清·张锡纯《医学衷中参西录》

清·高世栻《医学真传》

清·无名氏《简易草药》

清·凌奂《本草害利》

民国·陈存仁《中国药学大辞典》

现代·上海市药材公司《药材资料汇编》

现代·冉先德《中华药海》

现代·陈竹友、汪巽人《古医籍词义》

现代·中医药文献研究所、南京中医药大学《中华本草》

现代·国家药典委员会《中华人民共和国药典》2020 年版